品读生活 ┃ 优享人生

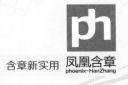

含章新实用　凤凰含章
phoenix-HanZhang

# 图解面诊消百病

## 一学就会

于雅婷　高海波　主编

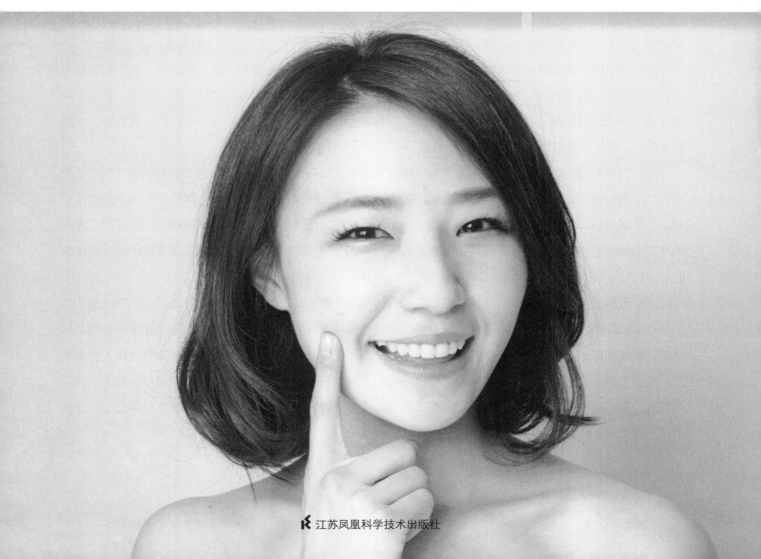

江苏凤凰科学技术出版社

# 花三分钟把握自己的健康

中医面诊是我国历代医家几千年来诊断疾病的宝贵经验的积累，在我国有着悠久的历史。在古代，中医利用人的面部变化特征来确定其是否患病，以及患病的轻重；更有"察言观色"的说法。

面诊就是透过面部反射区观察脏腑疾病与健康状况的诊法，即医生运用"望、闻、问、切"的诊断方法对面部整体及五官进行观察，从而判断人体全身与局部的病变情况。通过对面部形态、颜色、肌肤、瑕点分布等方面进行观察，从而得知脏腑、经络、气血功能的状态。简而言之就是"看五官，观气色，辨脏腑之病"。通过诊断或预测疾病的发生和发展，提供治疗和预防的根据。

面部的变化与内脏的疾病息息相关，当内脏发生病变，即在面部有所反映。因面部为脏腑气血的"外荣"，又为经脉所聚处。《灵枢·邪气脏腑病形》曰："十二经脉三百六十五络，其气血皆上于面而走空窍。"中医认为，人体的五脏六腑在面部都有一定的反射区，而面部就是脏腑的"外衣"。面诊就是通过观察这些部位的神、色、形态等的变化来判断五脏六腑各个部位的健康状况。这一方法在被用于疾病诊断时非常有效，被称为"神明之术"。

面部反映人体整体各部位的生理信息，它是人体整体完整的缩影。面部的各部分属于不同的脏腑，是面部"望诊"的基础。传统的"面部脏腑"是在《黄帝内经》有关脏象、气血、经络分布的理论基础上形成的。现代面部的各部分属，是在"生物全息论"的指导下形成的，亦即内脏整体在面部的缩影。面部色诊，主要是通过望诊来观察面部各部位的色泽变化，了解内在脏腑的生理、病理变化。面色是脏腑气血的外观，也是疾病发生变化的反映。中国人的面色微黄而带红润，略有光泽，称为"常色"；有病时，皮肤的光泽会发生变化，被称为"病色"。

面部的脉络丰富。从面部的望诊，不仅能诊察出面部本身的病变，而且可以了解"正气"的盛衰及"邪气"的深浅，从而推测病情的进退顺逆，确定其预后。因此，面诊在诊断学上具有十分重要的意义。如果我们能够发现面部与对应脏腑部位的变化，通过诊察面部，探知与其相关脏腑的疾病，并采取恰当诊疗措施及时进行诊疗、医治，便能祛病强身，从而获得健康美好的生活。

繁忙的工作和快节奏的生活，使现代人承受了很大的压力，快节奏和紧张的工作使很多人的身体出现了"亚健康"的状态。不规律的作息和较大的压力，影响了我们的身体健康。怎样才能拥有健康的身体和充沛的精力，以最佳的状态面对工作和生活是我们每个人都应当关心的问题。只有及时发现自身身体存在的问题，才能有效地减少和控制疾病的发生。

本书对面部诊断法做了系统、详尽的介绍，整体内容分为基础和实践两个部分。基础部分会将您带进面诊的氛围中，教给您了解面诊、学习面诊的入门知识。实践部分以面诊的实际操作手法、具体的诊疗方法呈现出来，方便您在短时间内掌握自我诊病的常识，并易于学习与掌握，具有很强的指导性和实用性。开篇前的"五脏自我检测"篇章，为您进行身体健康状况的检测提供了一个快捷通道。本书将采用详尽的图解与文字有机结合，在方便阅读的同时，您可以更直观地参照图解来对照自身面部的变化特征，诊断自身的疾病；并通过观察图解呈现出来的对应病症来有效祛除病灶，预防疾病的发生，因而本书是一本"一专多能"的综合性读物。本书中通俗的语言与易学好懂的例证，适合各年龄段和关注自身健康的人。希望本书可以成为您和家人以及朋友在健康路上的"好伙伴"。停下来，花三分钟的时间来把握您的健康吧！衷心地祝愿您一生健康、平安！

## 知面识人

### ● 木形人的面部特征及养生要点

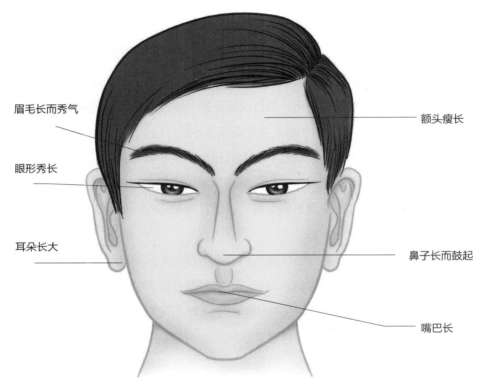

眉毛长而秀气

眼形秀长

耳朵长大

额头瘦长

鼻子长而鼓起

嘴巴长

**精神调节**

　　木形人的性格偏于内向，易心情抑郁，故宜多参与社会活动，以保持乐观豁达的心态；尤应避免过怒、忧愁的心情，以免损害肝疏泄的功能。

**饮食调养**

　　多吃具有疏肝理气作用的食物，如木瓜、白萝卜、菊花、橙子、韭菜、白菜、大蒜、山楂等。至于寒凉、油腻的食物，应尽量少吃。

**药物保健**

　　可常服一些越鞠丸、逍遥散等具有疏肝理气作用的中成药。

## ◉ 火形人的面部特征及养生要点

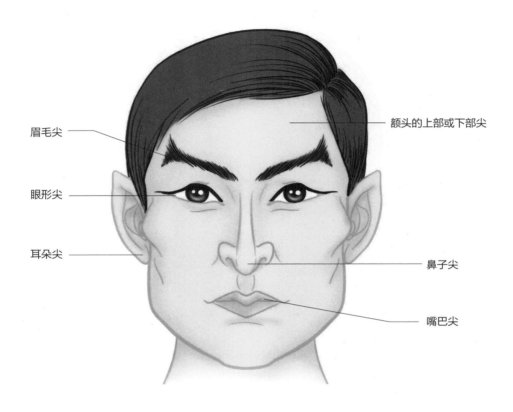

眉毛尖

眼形尖

耳朵尖

额头的上部或下部尖

鼻子尖

嘴巴尖

**精神调节**

火形人性情急躁，常常心烦易怒；这是阴虚火旺，火扰神明之故。应加强自我修养，养成冷静、沉着的习惯。

**环境调养**

阴虚者，畏热喜寒；寒冬易过，热夏难当。每逢春夏季，可到海边、林区、山区去旅游休假。

**饮食调养**

原则是要"育阴潜阳"，多吃清淡的食物，如糯米、芝麻、蜂蜜、乳制品、豆腐、鱼、蔬菜、水果等。应少吃燥烈辛辣之品。

## ◉ 土形人的面部特征及养生要点

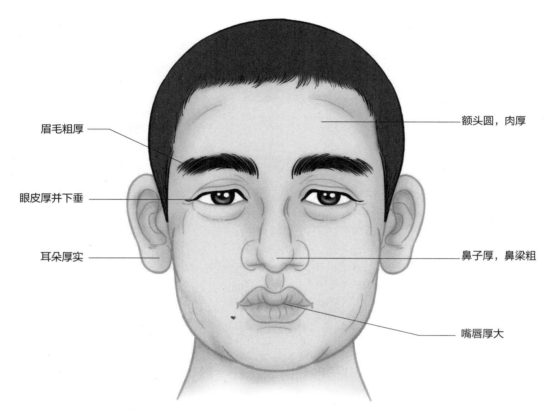

眉毛粗厚

眼皮厚并下垂

耳朵厚实

额头圆，肉厚

鼻子厚，鼻梁粗

嘴唇厚大

**精神调节**
生活作息一定要有规律，保持情绪的稳定。

**饮食调养**
应多吃健脾利湿的食物，如薏苡仁、冬瓜、扁豆、莲子、陈皮、山药、赤小豆等。少吃肥甘厚味，少喝冰冻饮料、酒类，且每餐不宜过饱。

**药物保健**
土形人一般脾胃虚弱，故可服用理中丸。若气血两虚，则需气血双补，例如选八珍颗粒、十全大补丸或人参养荣丸长期服用。

## ◉ 金形人的面部特征及养生要点

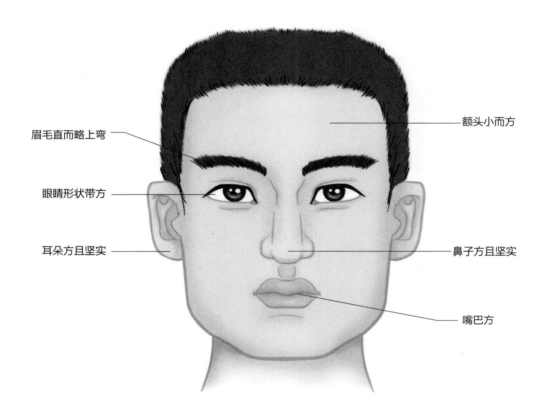

眉毛直而略上弯

眼睛形状带方

耳朵方且坚实

额头小而方

鼻子方且坚实

嘴巴方

**精神调节**

肺属金，故金形人偏于肺气虚；过度悲伤会损伤肺气，故金形人应保持心情愉快，避免过度悲伤。应勤锻炼身体，提高身体的免疫力；改善通风环境，保持空气清新，以预防呼吸系统疾病的发生。平时需多饮水，以保证皮肤及体内的水分充足。

**饮食调养**

应多吃植物性食物，如百合、梨、苹果、粳米、无花果、菌类、山药、豆腐等，这些食物都具有润肺、清肺、滋阴、生津的功效。

**药物保健**

平时可常服补中益气丸。

## ◉ 水形人的面部特征及养生要点

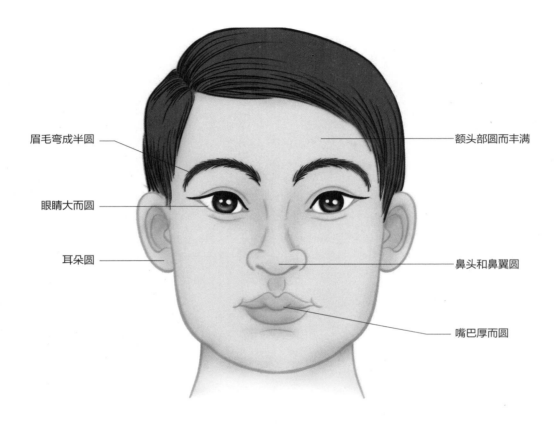

眉毛弯成半圆

眼睛大而圆

耳朵圆

额头部圆而丰满

鼻头和鼻翼圆

嘴巴厚而圆

**精神调节**

水形人的体质偏于肾阳虚，常情绪不佳，易惊恐或悲伤，故要善于调节自己的情绪，如多听节奏轻快、热情奔放的音乐，多交朋友等。冬季要避寒就温，注意保暖；春季要注意培补阳气，提高冬季的耐寒能力。

**饮食调养**

宜多吃动物性食品，如羊肉、狗肉、鸡肉、鹿肉等，以提升阳气。应多吃黑色食物，如黑豆、黑芝麻、香菇、黑枣、黑木耳、乌梅等。这些食物能促进人体的新陈代谢，使多余的水分不至于积存在体内造成水肿。

**药物保健**

可常服用肾气丸、右归丸、左归丸等具有补肾作用的中成药。

# Contents | 目录 ▶

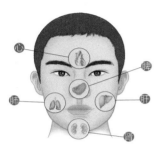

**什么是面诊**

　　面诊就是透过面部反射区观察脏腑疾病与健康状况的诊法。通过面诊可判断人体全身与局部的病变情况。

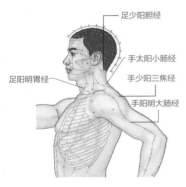

　　足少阳胆经

　　手太阳小肠经

足阳明胃经

　　手少阳三焦经

　　手阳明大肠经

**头面部的经络循行**

　　人体的许多经脉都上行至头面部，所以观察人的面部可以作为诊断脏腑病变的一种手段。

## 基础篇：认识面诊

### 第一章　面诊的基础知识

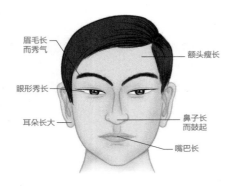

图中标注：
眉毛长而秀气
额头瘦长
眼形秀长
耳朵长大
鼻子长而鼓起
嘴巴长

**木形人的面部特征**

木形人最明显的面部特征是额头长，面长，五官长大。

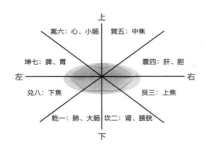

图中标注：
上
离六：心、小肠
巽五：中焦
坤七：脾、胃
震四：肝、胆
左 —— 右
兑八：下焦
艮三：上焦
乾一：肺、大肠
坎二：肾、膀胱
下

**唇与脏腑的分属**

根据唇与八卦的对应而划分的唇的脏腑分区，如上图所示。

# 第二章　面部的形、神、色

# 第三章　头面部的脏腑反射区

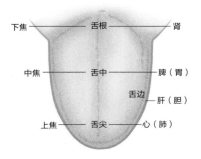

**舌与脏腑的分属**

中医望诊时，"望舌"是关键的一步。了解舌的分区，以及舌与脏腑的关系，在面诊时很重要。

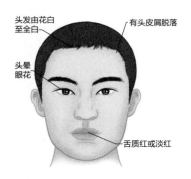

**"少白头"患者的面部临床表现**

"少白头"是指青少年或中年时期头发过早变白的症状。一般认为，其是由肝肾亏损、营血虚热、肝郁气滞等原因引起的。上图即是"少白头"患者的面部特征。

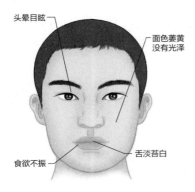

头晕目眩

面色萎黄
没有光泽

食欲不振

舌淡苔白

### 身体消瘦患者的面部临床表现

身体消瘦是指肌肉消瘦，体重过轻，严重者甚至骨瘦如柴，这是一种疾病的表现。一般认为，脾胃气虚、气血虚弱、胃热炽盛、体内有虫积聚是引起此症的主要原因。上图是身体消瘦患者的主要面部特征。

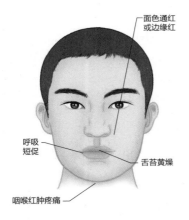

面色通红
或边缘红

呼吸
短促

舌苔黄燥

咽喉红肿疼痛

### 面色发红患者的临床表现

面色发红是指患者面部的颜色比正常人红，通常这是体内有热的征象。上图即是面色发红患者的面部特征。

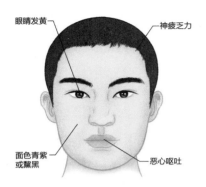

**眼睛发黄患者的面部临床表现**

眼睛发黄一般还伴有尿黄、面黄甚至身黄的症状，体内湿热、淤血以及脾虚血亏都会引发此症。上图即是眼睛发黄患者的面部特征。

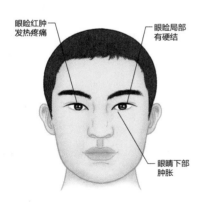

**"针眼"患者的面部临床表现**

针眼是指在眼睑边缘生小疖的症状。外感风热、热毒炽盛以及脾虚气弱都可能引发此症。上图即是针眼患者的面部特征。

# 第七章　望眼诊病

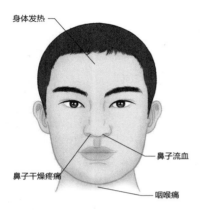

身体发热

鼻子流血

鼻子干燥疼痛

咽喉痛

**流鼻血患者的面部临床特征**

　　鼻子流血是一种常见症状，可由风热壅肺、胃火炽盛、肝火犯肺、肾阴虚损等各种原因所引起。上图即是流鼻血患者的面部特征。

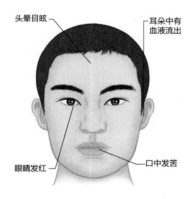

头晕目眩

耳朵中有血液流出

眼睛发红

口中发苦

**耳朵流血患者的面部临床表现**

　　耳朵流血即"耳窍出血"。肝火上炎、阴虚火旺都可能会引发此症。上图即是耳朵流血患者的面部特征。

# 第八章　望鼻诊病

# 第九章　望耳诊病

# 第十章　望口唇诊病

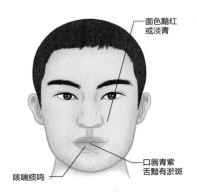

面色黯红
或淡青

口唇青紫
舌黯有淤斑

咳喘痰鸣

**嘴唇青紫患者的面部临床表现**

　　嘴唇青紫是指口唇处出现深青紫色或淡青紫色的症状，是内脏阴阳气血衰弱的外在表现，因此多伴有脏腑功能衰退的症状。上图即是嘴唇青紫患者的面部特征。

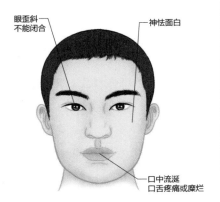

眼歪斜
不能闭合

神怯面白

口中流涎
口舌疼痛或糜烂

**流口水患者的面部临床表现**

　　流口水，又称"口角流涎"。风邪侵袭、脾虚不摄、脾胃湿热熏蒸等都有可能引发此症。上图即是流口水患者的面部特征。

# 第十一章　望舌诊病

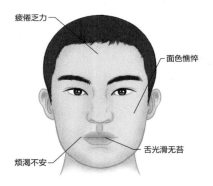

疲倦乏力
面色憔悴
舌光滑无苔
烦渴不安

**舌上无苔患者的面部临床表现**

　　舌上无苔，是指舌面光滑洁净，严重者有如镜面。胃阴干涸、气血两虚都可能会引发此症。上图即是舌上无苔患者的面部特征。

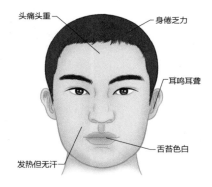

头痛头重
身倦乏力
耳鸣耳聋
舌苔色白
发热但无汗

**舌苔呈白色患者的面部临床表现**

　　舌苔呈白色的患者，与正常人的舌质一样淡红，只是舌苔微白。舌苔呈白色是一种病症。风寒侵入皮表、脾阳虚衰都可能会引起此症。上图即是舌苔呈白色患者的面部特征。

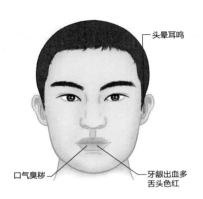

**牙龈出血患者的面部临床表现**

牙龈出血是指牙缝或牙龈有血液渗出。胃中有"火"、肾虚火旺都有可能引发此症。上图即是牙龈出血患者的面部特征。

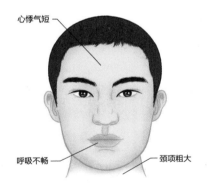

**颈项粗大患者的面部临床表现**

颈项粗大是指颔下颈前喉结两侧的部位粗肿。痰气郁结、气血淤滞都可能会引发此症。上图即是颈项粗大患者的面部特征。

# 第十二章　望齿、龈诊病

# 第十三章　望颈项诊病

# 附录　本书所用穴位精选简介 / 234

# 心脏的自我检测

## → 脸部症状自我检测

对着镜子，仔细观察自己的脸部，看看是否有下面的现象出现。

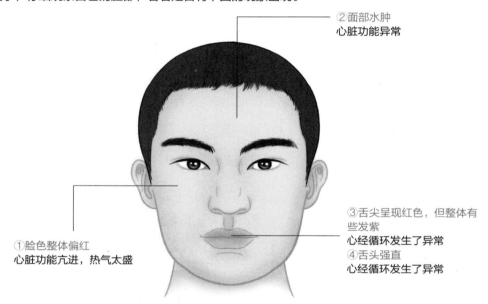

②面部水肿
心脏功能异常

①脸色整体偏红
心脏功能亢进，热气太盛

③舌尖呈现红色，但整体有些发紫
心经循环发生了异常
④舌头强直
心经循环发生了异常

## 自觉症状检测

请对照下表，检查自己是否有下面的症状

| | |
|---|---|
| ①经常感到心悸和气喘→心脏功能衰弱 | ②心脏、胸部直到咽喉下方，常感到快要窒息般的痛苦→心脏功能衰弱 |
| ③不容易入睡→心脏功能亢进，热气太盛，心脏功能失调，活力降低 | ④健忘→心血气虚，活力降低 |
| ⑤偶尔会口齿不清→心脏功能失调，活力降低 | ⑥稍微运动就汗流浃背→心脏功能衰弱，或心经有热 |
| ⑦手脚异常肿胀→心经循环发生了异常 | ⑧左侧肩胛骨、颈部及肩膀感到僵硬酸痛→心经循环发生了异常 |

| 处方（一） | 饮食 | 多吃红色、苦味的食物 |
|---|---|---|

草莓　胡萝卜
无花果　红豆
西瓜　西红柿
苦瓜　莲子

| 处方（二） | 生活习惯 | 轻松运动有助于强化心血管 |
|---|---|---|

· 散步或慢跑等轻松的运动，都有助于锻炼心脏的功能。
· 入浴时不要用太热的水，水位高度也不要超过心脏。过热的水会增加心脏的负担。

| 处方（三） | 季节注意事项 | 酷暑或严寒天气对心脏有影响 |
|---|---|---|

· 过冷或过热的天气都会增加心脏的负担。
· 在夏天或冬天时，尽量让身体处于最舒适的环境中。

# 肝脏的自我检测

## → 脸部症状自我检测

对着镜子，仔细观察自己的脸部，看看是否有下面的现象出现。

③眼睛容易疲劳，视力减退
肝血不足

④容易流眼泪
肝血不足

⑤巩膜部分呈黄色
肝功能异常，胆汁外流

⑥巩膜部分呈现红色
肝经循环发生了异常

⑦眼睛四周有皱纹
肝血不足或肝经循环发
生了异常

①脸色发青
肝经循环发生了异常

②青筋暴露
肝经循环发生了异常

⑧鼻头发红
与肝有关的血液循环发
生了异常

⑨容易流鼻血
与肝有关的血液循环发
生了异常

⑩舌头强直
与肝有关的血液循
环发生了异常

## 自觉症状检测

请对照下表，检查自己是否有下面的症状

| | |
|---|---|
| ①情绪起伏大→肝经循环发生了异常 | ②健忘→肝血不足 |
| ③不容易入睡→肝经循环发生了异常 | ④不容易熟睡，常做梦→肝经循环发生了异常 |
| ⑤食欲忽大忽小→肝功能异常，抑制了肠胃的蠕动 | ⑥经常性反复便秘及下痢→肝功能异常，抑制了肠胃的蠕动 |
| ⑦精力减退→很有可能是肝、肾出了问题 | ⑧肩膀部位肌肉僵硬、小腿痉挛→肝血、肝阴不足 |
| ⑨指甲发白而脆弱→肝血不足 | |

| 处方（一） | 饮食 | 多吃黄绿色、酸味的食物 |
|---|---|---|

橄榄　菠菜
枇杷　　油菜
梅子　　芹菜
柠檬　柚子

| 处方（二） | 生活习惯 | 控制不良情绪，保证良好的睡眠 |
|---|---|---|

· 肝脏的恢复、血液的净化都是在睡眠中进行的。所以，要尽可能在夜晚11点之前入睡。
· 生气或情绪紧张会伤害肝脏。当生气或紧张时，请先深呼吸，让心情平静下来。

| 处方（三） | 季节注意事项 | 春天是肝脏活动最旺盛的时期 |
|---|---|---|

· 代谢活动旺盛的春天是肝脏活动最为旺盛的时期。
· 这时要注意充分地休息，避免让肝脏过于疲劳。

# 脾脏的自我检测

## → 脸部症状自我检测

对着镜子，仔细观察自己的脸部，看看是否有下面的现象出现。

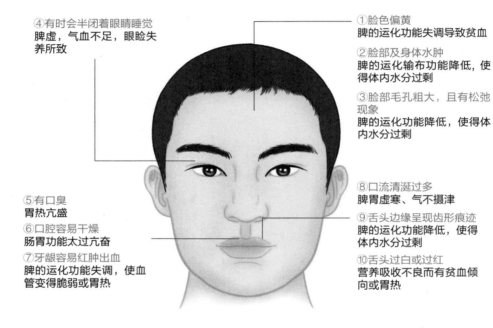

④有时会半闭着眼睛睡觉
脾虚，气血不足，眼睑失养所致

①脸色偏黄
脾的运化功能失调导致贫血

②脸部及身体水肿
脾的运化输布功能降低，使得体内水分过剩

③脸部毛孔粗大，且有松弛现象
脾的运化功能降低，使得体内水分过剩

⑤有口臭
胃热亢盛

⑥口腔容易干燥
肠胃功能太过亢奋

⑦牙龈容易红肿出血
脾的运化功能失调，使血管变得脆弱或胃热

⑧口流清涎过多
脾胃虚寒、气不摄津

⑨舌头边缘呈现齿形痕迹
脾的运化功能降低，使得体内水分过剩

⑩舌头过白或过红
营养吸收不良而有贫血倾向或胃热

## 自觉症状检测

请对照下表，检查自己是否有下面的症状

| | |
|---|---|
| ①食欲不振→脾胃虚弱或湿邪困脾 | ②常会有食欲异常亢奋的情形→胃火炽盛，腐熟太过 |
| ③经常感到胃痛或胃胀气→脾虚，脾的运化功能降低 | ④容易肠鸣、下痢→脾的运化功能降低，使得体内水分过剩 |
| ⑤身上容易出现淤青→脾虚，脾统摄无权 | ⑥女性经期延长→营养不足，使血管变得脆弱，容易出血 |
| ⑦肌肉无力→脾虚，脾升清运化无力 | ⑧身体偏瘦或过胖→肠胃吸收不好，出现消瘦或水肿而致虚胖 |
| ⑨喜欢吃热食→脾胃虚寒 | |

| 处方（一） | 饮食 | 多吃黄色、甘味的食物 |
| --- | --- | --- |

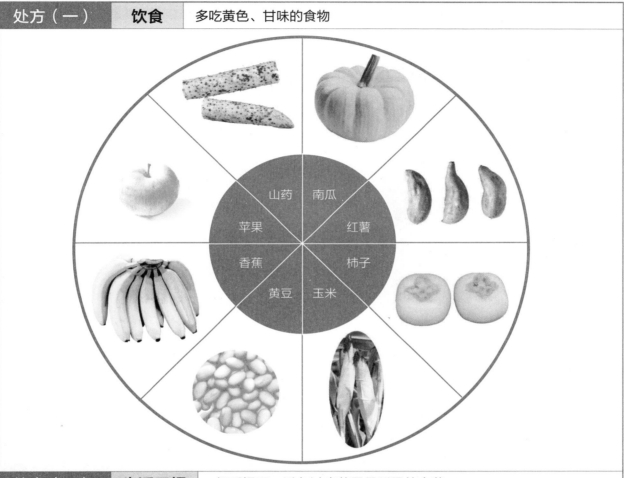

中心文字：
山药　南瓜
苹果　红薯
香蕉　柿子
黄豆　玉米

| 处方（二） | 生活习惯 | 细嚼慢咽，避免过度劳累是肠胃的良药 |
| --- | --- | --- |

· 肠胃方面的毛病，能够由细嚼慢咽得到改善。细嚼次数以30次为标准（食用难嚼的食物则需50次）。
· 过度劳累或生气都会伤及脾胃，所以要找到适合自己的情绪宣泄渠道。

| 处方（三） | 季节注意事项 | 潮湿的季节要特别注意肠胃 |
| --- | --- | --- |

· 在湿度高的长夏，不仅要多喝水，还要注意饮食的卫生。

# 肺脏的自我检测

## → 脸部症状自我检测

对着镜子，仔细观察自己的脸部，看看是否有下面的现象出现。

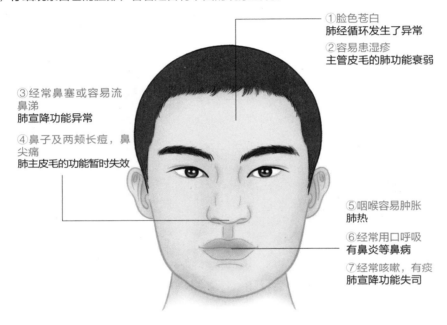

①脸色苍白
肺经循环发生了异常

②容易患湿疹
主管皮毛的肺功能衰弱

③经常鼻塞或容易流鼻涕
肺宣降功能异常

④鼻子及两颊长痘，鼻尖痛
肺主皮毛的功能暂时失效

⑤咽喉容易肿胀
肺热

⑥经常用口呼吸
有鼻炎等鼻病

⑦经常咳嗽，有痰
肺宣降功能失司

## 自觉症状检测

请对照下表，检查自己是否有下面的症状

| | |
|---|---|
| ①有过敏性皮炎、鼻炎等→肺功能衰弱 | ②容易发生哮喘→肺气虚或体内有宿痰 |
| ③喉咙及支气管的功能较弱→肺功能衰弱 | ④经常感冒→肺功能虚弱 |
| ⑤背上的毛很多→肺功能衰弱而出现的自我保护现象 | ⑥容易便秘→肺与大肠互为表里的功能失衡 |
| ⑦身体容易水肿→肺通调"水道"的功能失常 | |

| 处方（一） | 饮食 | 多吃白色、辛味的食物 |
|---|---|---|

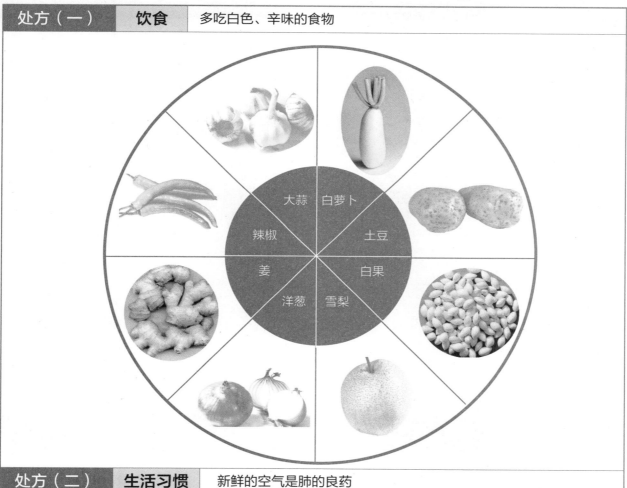

大蒜　白萝卜
辣椒　土豆
姜　白果
洋葱　雪梨

| 处方（二） | 生活习惯 | 新鲜的空气是肺的良药 |
|---|---|---|

· 呼吸新鲜空气能够强化呼吸系统的功能。
· 慢跑或按摩皮肤能够适度刺激呼吸系统或皮肤，促进代谢。

| 处方（三） | 季节注意事项 | 秋天是呼吸系统最容易受损的时期 |
|---|---|---|

· 在气候干冷的秋天，呼吸系统特别容易出现问题，必须注意。
· 由夏入秋之际，要特别注意保暖防燥，并勤加漱口和清洗双手。

# 肾脏的自我检测

## → 脸部症状自我检测

对着镜子，仔细观察自己的脸部，看看是否有下面的现象出现。

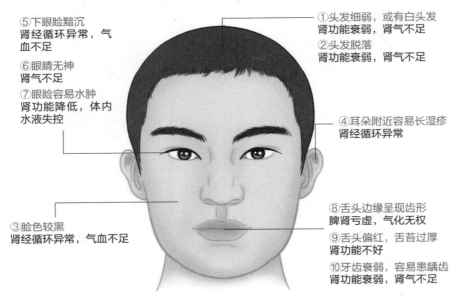

⑤下眼睑黯沉
肾经循环异常，气血不足

⑥眼睛无神
肾气不足

⑦眼睑容易水肿
肾功能降低，体内水液失控

①头发细弱，或有白头发
肾功能衰弱，肾气不足

②头发脱落
肾功能衰弱，肾气不足

④耳朵附近容易长湿疹
肾经循环异常

③脸色较黑
肾经循环异常，气血不足

⑧舌头边缘呈现齿形
脾肾亏虚，气化无权

⑨舌头偏红，舌苔过厚
肾功能不好

⑩牙齿衰弱，容易患龋齿
肾功能衰弱，肾气不足

## 自觉症状检测

请对照下表，检查自己是否有下面的症状

| ①感觉排尿不顺→肾功能衰弱，肾气化无力 | ②身体容易水肿→肾主水液的功能失常 |
|---|---|
| ③容易疲劳，体力不容易恢复→肾功能衰弱，身体老化 | ④性能力减退→肾气虚 |
| ⑤畏寒→肾阳虚 | ⑥手脚无力→肾功能衰退，体力下降 |
| ⑦手脚心发热→肾阴虚 | ⑧午后体温会稍有偏高→肾阴虚 |
| ⑨耳鸣或有中耳炎，有听力障碍→肾经循环异常，气血不足 | |

| 处方（一） | **饮食** | 多吃黑色、咸味或滑腻的食物 |
| --- | --- | --- |

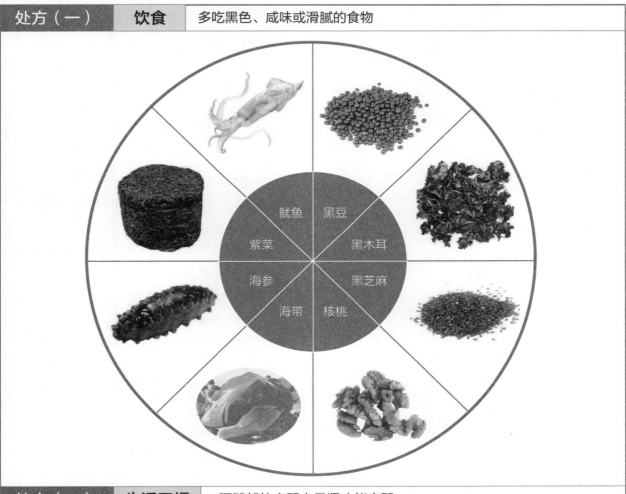

| 处方（二） | **生活习惯** | 腰腿部的衰弱表示肾功能衰弱 |
| --- | --- | --- |

·平时多散步，以锻炼下半身，并让自己出汗。
·避免长时间的站立和久坐，让腰腿的血流保持通畅。

| 处方（三） | **季节注意事项** | 冬天穿厚暖的衣服要比待在有暖气的屋子里好 |
| --- | --- | --- |

·寒冷是肾脏的大敌，在寒冷的季节要穿保暖的衣服。

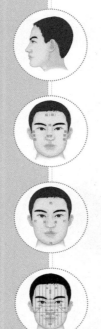

# 本章看点

- **何为面诊**
  面诊是通过观察面部变化而知身体健康状况的诊法

- **面诊的理论依据**
  人体内脏功能和气血状况在面部都有相应的表现

- **脏腑在面部的分布**
  面部的各部位分属不同的脏腑

- **面诊时的距离**
  先远距离观察整体，再近距离观察各部分的细节

- **面诊要部位、气色合参**
  观察面部的气色变化也是面诊的一项重要技法

- **怎样望色**
  望色的方法是要错综合参

- **掌握面诊要点**
  面诊要点是要创造必要、严格的观察条件

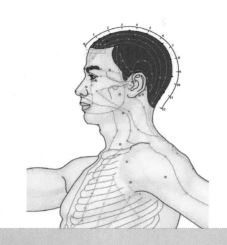

# 基础篇：
# 认识面诊

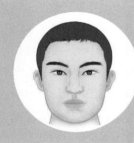

## 第一章

### 面诊的基础知识

　　望、闻、问、切是中医的四大诊法，而面诊又是中医望诊的重要组成部分，所以被历代医家所重视。人的面部是众多经脉汇聚之所，所以人体脏腑气血的盛衰，会在面部有所表现。面诊就是通过观察面部色泽、形态等的变化，来了解人体的身体状况。

# ① 何为面诊

中医面诊是我国历代医家几千年来诊断疾病的宝贵经验积累，有着悠久的历史。在古代，中医利用人的面部来确定一个人是否患病以及患病的轻重，更有"察言观色"的说法。那么，什么是面诊呢？

面诊就是透过面部反射区观察人体脏腑的疾病与健康状况的诊法。即医生运用望、闻、问、切的诊断方法来对人体的面部整体及五官进行观察，从而判断人体全身与局部的病变情况。通过对面部的形态、颜色、皮肤、瑕点分布等方面进行观察，从而得知脏腑、经络、气血功能的状态。简而言之就是"看五官，观气色，辨脏腑之病"。

根据脏象学说的理论，人体内在的五脏各自与外在的"五官七窍"相连，是人体与外界相互联系的通道。所谓"五官"，是指眼、鼻、口、舌和耳，它们是五脏与之相连的感受器。七窍，是指头面部的七个孔窍，即两只眼睛，两只耳朵，两个鼻孔和口。五脏的精气通于七窍，头面部能直接地反映身体的状况。因此，每当人体有潜伏的病症时，其头面部就会相应地出现一些变化。

中医学中望、闻、问、切的诊断方法都是为"辨证论治"服务的。而面诊属中医望诊的范畴，通过对头发、面部、五官的形色等进行观察，从中获得脏腑、气血的各种病理变化的部分情况，成为辨证和论治的一种依据。"有诸于内，必行诸于外"是中医学朴素的辨证法。所谓"相由心生"，是由于脏腑与面部之间有联系，人体内在五脏六腑的病理变化或是心理变化，都会表现在头面部的相关区域。所以对头面部进行望诊最能洞察病机，掌握病情。

"疾病欲来神色变"。身体的变化过程，无论是从健康到生病，或是由病态到逐渐康复，其转变大多是循序渐进的，而且一定会出现某些征兆。正如《望诊遵经》所说："将欲治之，必先诊之。"如果我们能够仔细认真地观察人的五脏六腑，发现其细微的变化，及早采取措施，便能做到"趋吉避凶"。

# 面诊流程

## 面诊流程图

面诊是中医诊断学中的一个重要组成部分，是通过观察人的面部形态、颜色、神态等的变化来搜集所需要的诊断信息。

**第一步，看形态** —— 了解经脉气血的盛衰

**第二步，看面色**
- 面色正常 —— 健康
- 面色异常 —— 有疾病

**第三步，看神态**
- 有　神 —— 健康 / 预后良好
- 失　神 —— 预后不良
- 假　神 —— 大限将至

## 面部八卦与五脏在面部的分布

古人将人的面部与"乾、坤、坎、离、兑"五卦对应，又与人体的脏腑对应，作为望诊的依据。中医学认为五官端正、轮廓分明、光泽有神是人体健康的标志。

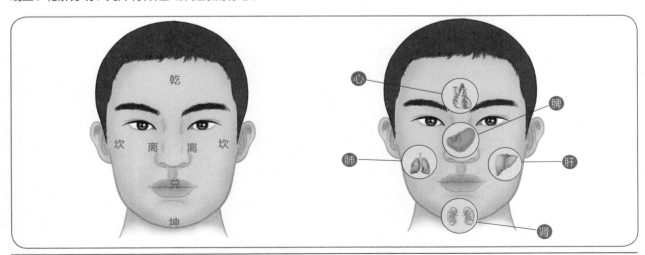

#  面诊的理论依据

《黄帝内经》是面诊术理论形成的代表作。早在两千多年前，《黄帝内经》中《灵枢·邪气脏腑病形篇》就指出："十二经脉，三百六十五络，其血气皆上于面而走空（孔）窍。"说明人体的内脏功能和气血状况在面部都有相应的表现，人们可以通过对面部各种状况进行观察，来了解人体的健康状况和病情变化。

## ● 面部为诸多经脉的汇聚之所

心主血脉，其华在面，手足三阳经皆上行于头面。面部的血流丰盛，为脏腑气血之所荣。

中医学通过长期大量的医疗实践，逐渐认识到人体是一个统一的整体。它是以五脏为中心，经络为通道，气血为媒介，内联脏腑，外络肌肤，由感观四肢百骸构成的一个有机整体。它们相互联系，相互影响，相互作用。因此，人体的体内一旦发生疾病，便会在身体外部表现出来；身体外部的疾病，也会影响到内部组织器官的变化；局部的病变，可影响全身。反之，全身的病变也可反映到局部，如头发、面部、目、鼻、唇、耳等部位。因而望诊这些部位的形态、气色变化，也能判断出内在各脏腑的功能状态。这就是面诊的原理，其理论系统在《黄帝内经》中已经形成。

## ● 面部变化较其他部位更容易把握

面部的皮肤薄嫩，其位最高，其色泽变化易于外露，所以也最容易把握。

观察人体外部的异常，就可以测知人体内部的病变。即《黄帝内经》所言——"视其外应以知其内脏，则知所病矣。"又如元代医家朱震亨所说："欲知其内者，当以观乎外，诊于外者，斯以知其内。盖有诸内，必形诸外。"身体的变化过程多是循序渐进的，而且都有蛛丝马迹可循。我们要细心观察五官，发现其细微的变化，探知变化发生的原因，从而及早就医。

# 面部与人体的对应

## 人的头面是许多经脉的汇聚之地

人体中有许多经脉都上行至头面部，人体的经脉运行自如是脏腑精气充足的表现。所以，观察人的面部可以作为诊断脏腑病变的一种手段。

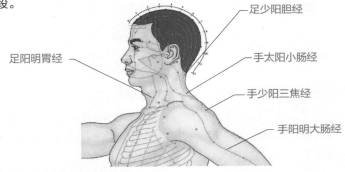

足少阳胆经
足阳明胃经
手太阳小肠经
手少阳三焦经
手阳明大肠经

## 面部与人体各部分的对应

人体的面部与全身都有一定的对应关系，我们可以利用这种对应关系来判断身体各部位的变化。下图为人体面部的侧面与人体各部分的对应关系。另一面与此面对称。

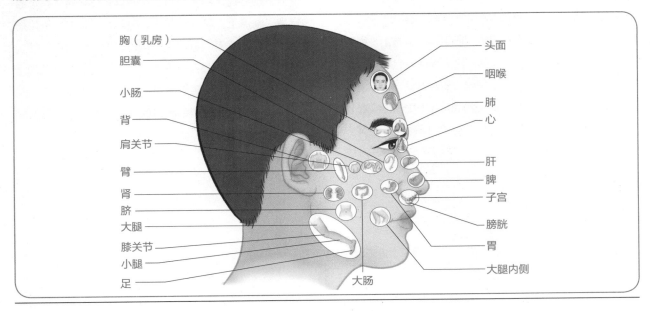

胸（乳房）
胆囊
小肠
背
肩关节
臂
肾
脐
大腿
膝关节
小腿
足
大肠

头面
咽喉
肺
心
肝
脾
子宫
膀胱
胃
大腿内侧

# ③ 脏腑在面部的分布

面部可以反映身体各部位的生理信息，从而成为了人体整体的完整缩影。面部的各部分属不同的脏腑，是面部望诊的基础。清朝医学家陈士铎说："看病必察色，察色必观面，而各有部位，不可不知。"

《灵枢·五色篇》中将人的面部比喻为一座宫廷院落。鼻居中央，位置最高，故曰"明堂"。其余各部分，皆如此形象化地被赋予了想象：鼻部称为明堂，眉间称为"阙"，额称"庭（颜）"，颊侧称为"藩"，耳门称为"蔽"。正如《望诊遵经》中所说："首面上于阙庭，王宫在于下极，五脏次于中央，六腑挟其两侧。"这是面部脏腑分布的总规律。

面部各部分与五脏的对应关系是：庭候首面，阙上候咽喉，阙中（印堂）候肺，阙下（下极）候心，下极之下（年寿）候肝，肝部左右候胆，肝下候脾，方上（脾两旁）候胃，中央（颧下）候大肠，挟大肠候肾，明堂（鼻端）以上候小肠，明堂以下候膀胱、子宫处。

《素问·刺热篇》中把五脏与面部的相关部位划分为：左颊候肝，右颊候肺，额候心，颏候肾，鼻候脾。并说"热病从部所起者，至期而已""肝热病者，左颊先赤；心热病者，颜先赤；脾热病者，鼻先赤；肺热病者，右颊先赤；肾热病者，颐先赤。"虽然这是从热病的角度来划分的，但后世医家把它扩展推广到了对一切疾病的望诊上。

《灵枢·五阅五使》中说："五官者，五脏之阅也。"所谓"阅"，是"见于外而历历可察"之意。据此，喘息鼻张者是肺病，眦青者是肝病，唇黄者是脾病，舌卷短而颧赤者是心病，颧与颜黑者是肾病。肾开窍于耳，当为耳黑。临床上，可以将此作为望面色的补充，且可据五脏与五体的联系，以此来诊断皮、肉、气、血、筋、骨之病。例如《灵枢·卫气失常篇》中说："色起两眉薄泽者，病在皮；唇色青黄赤白黑者，病在肌肉；营气濡然者，病在血气；目色青黄赤白黑者，病在筋；耳焦枯受尘垢，病在骨。"

注：《黄帝内经·素问》和《黄帝内经·灵枢》中关于人体脏腑在面部的色部划分的观点稍有不同，故本书在上文中分别阐述，望读者在阅读中注意。

# 面部反射区

## 《黄帝内经》中对面部的分区

《黄帝内经·灵枢·五色篇》中把人体的面部分为：鼻部称为明堂，眉间称为阙，额称庭（颜），颊侧称为藩，耳门称为蔽。

庭（颜）

阙

蔽 藩 蔽　　　蔽 藩 蔽

明堂

## 面部反射区

人体的面部是一个全息图，不仅脏腑在面部上有分布，而且人体的各个器官也按照一定的规律分布在面部上。如图所示：

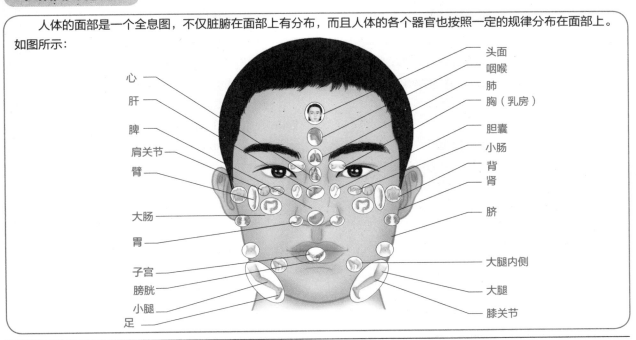

心　肝　脾　肩关节　臂　大肠　胃　子宫　膀胱　小腿　足

头面　咽喉　肺　胸（乳房）　胆囊　小肠　背　肾　脐　大腿内侧　大腿　膝关节

#  面诊时的距离

面诊不仅对时间和光线的要求很严格，对距离也有严格的要求。面诊一般分两步进行，先远距离观察整体，再近距离地详细观察各个部分。

## ◉ 远距离观察整体

面诊时，先要把握人的整体面色，一般是在十步以外进行观察。清代医家周学海认为："凡诊面色，以远望而乍视之，为能得其真。"提出远望的必要性。《灵枢·五色篇》中也有这样的记载，指出远望的具体距离应该是"去之十步以外"。近代医家蒲辅周也强调："望患者之神色，要在自然光线下，距离十步左右，方可见真。"

远距离面诊的重点是患者颜面总的气色及五官的形态变化。在这一点上，近距离观察无法很好把握，只有远距离观察，才能达到"旁观者清"的效果。

## ◉ 近距离看局部

对人的整体面色进行了把握之后，就要拉近与患者的距离，详细观察患者面部各部分的气色和形态变化。

近距离是一般的诊病距离，一般为几十厘米。根据脏腑在面部的分布区域，按照一定的顺序依次进行。

我们可以采取"先中心再外围"的方法来观察面色。

1. 先观察眼眦垂线，即从眉心至上唇的部位。这一部位也是肺、心、肝、胆、脾、胃、膀胱、子宫等的分布区。

2. 然后再从右颊沿弧线横过鼻梁至左颊，即肾、大肠、小肠的分布区。

3. 然后从下颏按顺时针方向依次观察右颊—前额（脑、脊髓分布区）—左颊等部位，包括五官在内。

面诊时，要养成按一定顺序观察面部的习惯。这样既迅速，又可以防止遗漏。远望时发现异常的部位，要格外注意；近距离观察时，必须进行详细观察、分析比较。

# 面部中心坐标法

## 面诊时的距离

面诊时要按照先远后近、先整体后局部的原则，全面把握面部的各种变化，以做出正确的判断。

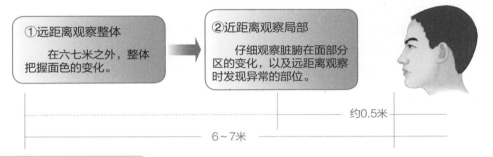

①远距离观察整体

在六七米之外，整体把握面色的变化。

②近距离观察局部

仔细观察脏腑在面部分区的变化，以及远距离观察时发现异常的部位。

约0.5米

6~7米

## 面部中心坐标法

观察面部要按照一定的顺序，这样才会避免遗漏，以对面色的变化做出正确的判断。下图标示出了以鼻、耳门为中心的面部中心坐标，不仅有助于我们对面部脏腑的分区有一个更好的把握，对望诊也有很重要的指导意义。

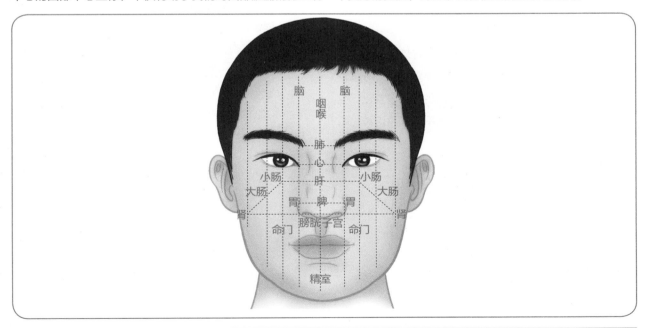

# ⑤ 面诊要部位、气色合参

中医望诊是通过观察人的面色变化来了解其所反映的身体状况，这就需要有参照对象。因为每个人的生活环境和自身禀赋不同，面色也不一样，所以面诊时的参照对象不是别人，而是你自己。是你自己在不同时期、不同情况下的面色对比。这种变化除了你自己，别人很难把握。所以这就需要你自己经常照镜子观察自己的面色。除此之外，还要和你自己身体的其他部位进行对照。

## ● 脸色与手背肤色对照

由于这两个部位都暴露在外，所处的环境基本相同，所以以手背为参照对象，可以轻松地了解自己的面色是否发生了变化。但是，对于经常戴手套、手部接触阳光少的人则不能用这种对照方式。

## ● 脸色与颈部肤色对照

由于人面和颈部的距离近，所处的环境相近，接收日光的照射也差不多，所以它们的肤色更相近。可以将面色和颈部的颜色对照，了解面色是否发生了变化。但是，对于脸色和身体颜色不同的人则不能采用这种对照方式，以免造成误差。

## ● 面部的中心与外围对照

中医将眼以下、嘴以上的部位称为"内部"，这一部位也是人的五脏六腑的主要分布区。面的外围主要是肩、肘、手、膝等的分布区域，被称为"外部"。当人体出现某种严重疾病时，人面的内部和外部就会出现颜色偏差，变成"花脸"。

## ● 面诊时要五色交错合参

《望诊遵经·气色部位合参》云："察其气色，分其部位，则脏腑之病著，症候之变明，明堂如此，面貌亦然，面貌如此，五官亦然，后之学者，仿此而推之可也。"气色除了在面部按照一定的规律分布外，还有色泽的不同，如常色变色、主色客色、浮沉清浊、太过不及、生克顺逆、轻重吉凶、六淫七情、脏腑经络、寒热虚实等。所以，面诊时要将五色交错合参来诊察身体的健康状况。

# 面诊五色及其意义

## 面诊时的五色及其意义

面诊的察色，主要是观察面部的青、赤、黄、白、黑五种颜色之间的变化。不同的颜色代表了不同的含义，不同的色泽也有不同的主症，这里仅作简要说明。

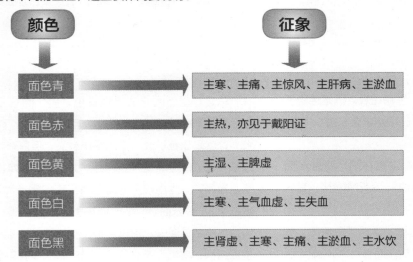

| 颜色 | 征象 |
| --- | --- |
| 面色青 | 主寒、主痛、主惊风、主肝病、主淤血 |
| 面色赤 | 主热，亦见于戴阳证 |
| 面色黄 | 主湿、主脾虚 |
| 面色白 | 主寒、主气血虚、主失血 |
| 面色黑 | 主肾虚、主寒、主痛、主淤血、主水饮 |

## 望面色时的几对概念

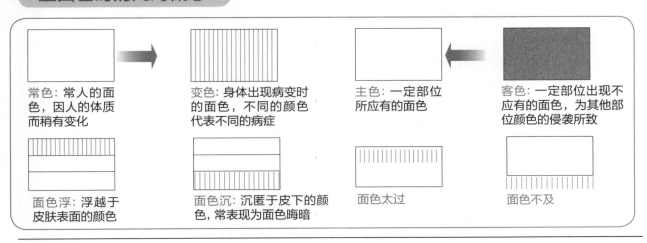

常色：常人的面色，因人的体质而稍有变化

变色：身体出现病变时的面色，不同的颜色代表不同的病症

主色：一定部位所应有的面色

客色：一定部位出现不应有的面色，为其他部位颜色的侵袭所致

面色浮：浮越于皮肤表面的颜色

面色沉：沉匿于皮下的颜色，常表现为面色晦暗

面色太过

面色不及

# ⑥ 怎样望色

所谓望色的方法，是指望色时要注意分辨浮沉、清浊、微甚、散抟、泽夭。《望诊遵经·相气十法提纲》中说："大凡望诊，先分部位，后观气色，欲识五色之精微，当知十法之纲领。"可见掌握望诊的方法在望色方面具有重要意义。

面色浮是色显于皮肤之间，主病在表；沉是色隐于皮肤之内，主病在里。"初浮后沉"是病自表入里，"初沉后浮"是病由里出表。

面色清是清而明，其色舒，主病在阳；浊是浊而暗，其色惨，主病在阴。"自清而浊"，是阳病转阴，其病加重；"自浊而清"，是阴病转阳，病在好转。

面色微是颜色浅淡，主正气虚；甚是颜色深浓，主邪气盛。微者不及，甚者太过。"自微而甚"，则先虚而后实；"自甚而微"，是先实而后虚。

面色散者疏离，其色开，主病近将解；抟者壅滞，其色闭，主病久渐聚。"先散后抟"，病虽近而渐聚；"先抟后散"，病虽久而将解。

面色润泽是气色润泽，主生；夭是气色枯槁，主死。"将夭而渐泽"者，是精神来复；"先泽而渐夭者"，是血气益衰。

总之，望色的方法是辨其色之气；而气乃色之变化，所以可从总体上辨表里、阴阳、虚实、久近、成败，这就是望色讲究方法的临床意义。但只有将望色的方法与五色合参，才能谈得上"色诊"。例如，色赤主热，赤而微，为虚热，赤而甚为实热；"微赤而浮"是虚热在表，"微赤而沉"是虚热在里，如此等等。再合以清浊、抟散、泽夭，错综合参，不仅可以推断病性、病位、病势、病机，而且可以推测疾病的传变和预后。正如《望诊遵经·五色十法合参》中所说："病情深奥，望法精微，间有隐于此而显于彼者，其病盖又有遁情焉。"所以，只有错综合参，才能获得较为准确的诊断。

# 面色的善恶

## 面色的善恶

一般情况下，面色明润含蓄者为善色，表示脏腑并未大伤，神气仍旺，预后良好；面色晦暗暴露者为恶色，说明五脏之中有一脏败坏，或胃气已伤，精气大亏而神已衰，预后不良。

| 五 色 | 常 色 | 善 色 | 恶 色 |
|---|---|---|---|
| **青** | 以缟裹绀 | 苍璧之泽，像翠羽 | 草兹、蓝 |
| **赤** | 以缟裹朱 | 帛裹朱，像鸡冠 | 衃血、赭 |
| **黄** | 以缟裹瓜蒌实 | 罗裹雄黄，像蟹腹 | 枳实、黄土 |
| **白** | 以缟裹红 | 白璧之泽，像鹅羽、豕膏 | 枯骨、垩、盐 |
| **黑** | 以缟裹紫 | 重漆色，像乌鸦羽毛 | 炲、地苍、炭 |
| **特点** | 含蓄、明亮、润泽 | 明亮、润泽 | 干枯、晦暗、暴露 |

## 面色的清浊与主病

健康的人面色清明润泽，有病的人面色晦暗、污浊。面色由清明转为晦暗，标志着人得了病。

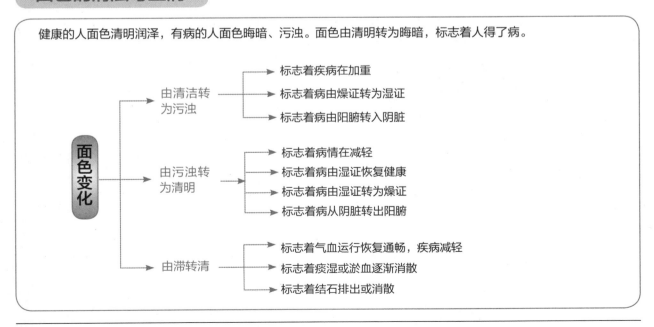

面色变化

由清洁转为污浊
- 标志着疾病在加重
- 标志着病由燥证转为湿证
- 标志着病由阳腑转入阴脏

由污浊转为清明
- 标志着病情在减轻
- 标志着病由湿证恢复健康
- 标志着病由湿证转为燥证
- 标志着病从阴脏转出阳腑

由滞转清
- 标志着气血运行恢复通畅，疾病减轻
- 标志着痰湿或淤血逐渐消散
- 标志着结石排出或消散

# ⑦ 掌握面诊要点

一般来说，脸色的变化是非常轻微的。要想准确分析面部的各种颜色，把握身体健康的变化，就有必要创造良好的观察条件。

## ◉ 时间最好选择在早晨

面诊选择在早晨，是因为人早上起床时还没有受到情绪变化和运动等因素的影响。此时人之阴气未动，阳气未散，气血未乱，面色最自然。如果有疾病，便很容易从面部显示出来。从这一点上来说，每个人自己最能把握自己面色的变化，最适合做自己的面诊医师。

## ◉ 光线要间接日光

中医面诊要在间接日光下进行，不能让面部直接暴露在阳光下。在柔和的光线下，面色最易被诊察。比如，在透光性较好的向阳房间内进行面诊较为适宜。

如果没有阳光，想在灯光下进行面诊，很容易出现误诊。比如，白炽灯会使人的面色发白，日光灯和烛光会使面色偏黄。中医历来有这样的警戒谚语："灯下不看色，看色必出错。"

## ◉ 排除影响面诊的环境因素

人的面部气色会因外部环境的影响而发生改变。比如，酷热、严寒使人面发黑，在室内工作使人面发白。经常受日晒、风吹、雨淋，以及各种化妆品、油脂等因素的影响都会造成面部气色的假象。这些变化改变了肌肤的颜色，使它不能真正反映出内脏的状况（《形色外诊简摩》对这一点论述甚详）。因此在进行面诊时，务必把这些因素考虑进来，须让患者卸妆之后再来面诊。

## ◉ 排除影响面诊的心理因素

另外，在面诊时还必须考虑情绪对面色的影响。当人们处于愤怒、悲伤、狂喜等情绪下时，面色会表现出不同于平时的颜色。所以，在对患者进行面诊前，还必须使患者身心宁静，尽量避免这些因情绪而造成的气色变化。所以，《望诊遵经》上说："望色还须气息匀。"

# 面色与季节相应

## 面诊时的注意事项

望面诊病的前提条件是面诊必须准确地反映人的健康状况。这就要求面诊时必须创造良好的观察条件。

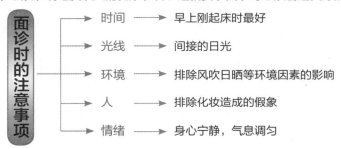

面诊时的注意事项

- 时间 ——→ 早上刚起床时最好
- 光线 ——→ 间接的日光
- 环境 ——→ 排除风吹日晒等环境因素的影响
- 人 ——→ 排除化妆造成的假象
- 情绪 ——→ 身心宁静，气息调匀

## 面色与季节对应

由于人体的脏腑与面部对应，而五脏又对应不同的季节，所以人体的面色会随着季节的变化而变化。

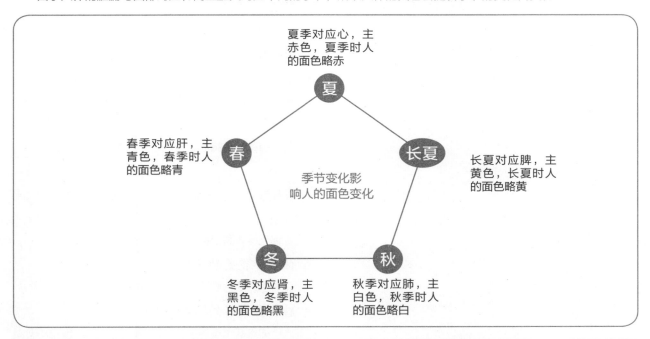

夏季对应心，主赤色，夏季时人的面色略赤

夏

春季对应肝，主青色，春季时人的面色略青

春

长夏对应脾，主黄色，长夏时人的面色略黄

长夏

季节变化影响人的面色变化

冬季对应肾，主黑色，冬季时人的面色略黑

冬

秋季对应肺，主白色，秋季时人的面色略白

秋

**本章看点**

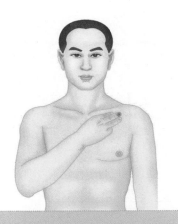

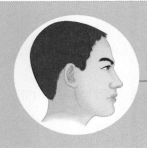

# 第二章
## 面部的形、神、色

　　人的面部是人体健康状况的"晴雨表"，这种对人体健康状况的预报是通过面部的形、神、色传达出来的。面诊时，必须注意将三者结合起来，通过其形态来了解人体经脉气血的盛衰变化，通过神态的变化来预测身体的健康程度和疾病的预后，通过面部的颜色和色泽的变化来了解五脏六腑的内在变化。

# ⑧ 形、神、色要综合考察

观察面部时，要将形、神、色三者综合起来考察。偏舍任何一方都不能确保面诊的准确性。

● **"形"是一个人经气盛衰的外在表现**

望形态，就是通过观察一个人的面部表情、神态、脸形等方面来收集所需要的诊断信息。《黄帝内经》一书中把人归纳为"金、木、水、火、土"五种类型，同时对每种类型的人的面部表情、形态、体质状况等特点都进行了比较详细的阐述。一个人的形可以作为判断一个人经脉气血盛衰的标志。

● **"神"是生命活动的标志**

神，是生命活动的总称，而面部的神与神态，是人体生命活动的外在表现，即可以通过它们来观察人的精神状态和功能状态。《灵枢·天年篇》中说："何者神？……血气已和，荣卫已通，五脏已成，神气舍心，魂魄毕具，乃成为人。"可见神对一个人的重要程度。有神，是生命存在的证明；神去，则是生命结束的标志。

神既然是一身之"主宰"，那么必然于全身皆有表现。人们往往通过目光、面色、表情、言谈举止、感觉反映、声息体态、舌象、脉象等将神呈现于外，其中最明显的神表现于目光中。

通过望神，可以了解一个人脏腑精气的盛衰，也可以了解病情的轻重与预后。

● **"色"是五脏功能的外现**

古人将面色与五行对应，分为五色：青、红、黄、白、黑；并将面部与人体的五脏六腑对应，通过观察人体面部颜色的变化来诊察其身体的健康程度，预测疾病的变化趋势，这被称为"五色诊法"。《素问·五脏生成篇》中说："五色微诊，可以目察。"可见五色诊法早在春秋战国时期就已经确立了。《素问·痿论》中说："肺热者色白而毛败，心热者色赤而脉络溢，肝热者色苍而爪枯，脾热者色黄而肉蠕动，肾热者色黑而齿槁。"这是通过人体面色的变化来判断五脏的变化。此外，望色时除了要把握人体面部颜色的变化，还要将面色的色调、色泽、色位结合起来，这样方能做出更准确的判断。

# 面诊流程图

## 面诊流程图

　　望面诊病是基于对形、神、色的综合判断，通过形态来了解人体经脉气血的盛衰变化，通过神态的变化来预测身体的健康程度和疾病的预后，通过面部的颜色和色泽的变化来了解五脏六腑的内在变化。

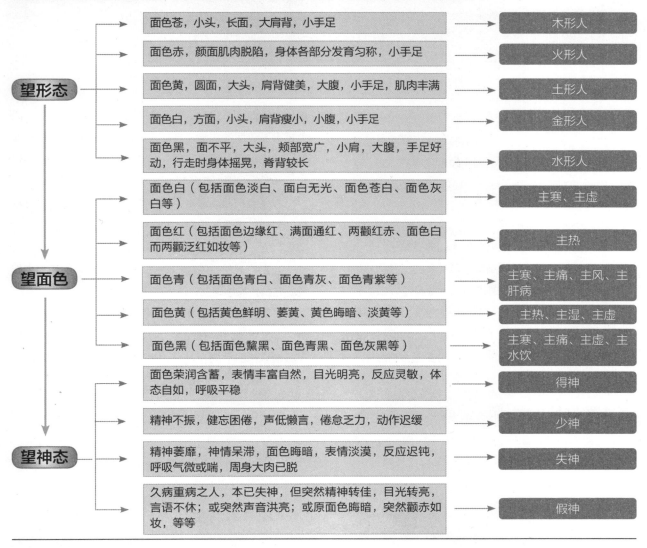

**望形态**

- 面色苍，小头，长面，大肩背，小手足 → 木形人
- 面色赤，颜面肌肉脱陷，身体各部分发育匀称，小手足 → 火形人
- 面色黄，圆面，大头，肩背健美，大腹，小手足，肌肉丰满 → 土形人
- 面色白，方面，小头，肩背瘦小，小腹，小手足 → 金形人
- 面色黑，面不平，大头，颊部宽广，小肩，大腹，手足好动，行走时身体摇晃，脊背较长 → 水形人

**望面色**

- 面色白（包括面色淡白、面白无光、面色苍白、面色灰白等） → 主寒、主虚
- 面色红（包括面色边缘红、满面通红、两颧红赤、面色白而两颧泛红如妆等） → 主热
- 面色青（包括面色青白、面色青灰、面色青紫等） → 主寒、主痛、主风、主肝病
- 面色黄（包括黄色鲜明、萎黄、黄色晦暗、淡黄等） → 主热、主湿、主虚
- 面色黑（包括面色黧黑、面色青黑、面色灰黑等） → 主寒、主痛、主虚、主水饮

**望神态**

- 面色荣润含蓄，表情丰富自然，目光明亮，反应灵敏，体态自如，呼吸平稳 → 得神
- 精神不振，健忘困倦，声低懒言，倦怠乏力，动作迟缓 → 少神
- 精神萎靡，神情呆滞，面色晦暗，表情淡漠，反应迟钝，呼吸气微或喘，周身大肉已脱 → 失神
- 久病重病之人，本已失神，但突然精神转佳，目光转亮，言语不休；或突然声音洪亮；或原面色晦暗，突然颧赤如妆，等等 → 假神

# ⑨ 木形人 肝经气血旺盛

《灵枢·阴阳二十五人·第六十四》中记载："木形之人，比于上角，似于苍帝。其为人苍色，小头，长面，大肩背，直身，小手足。有才，好劳心，少力，多忧，劳于事。能春夏，不能秋冬，秋冬感而病生。足厥阴佗佗然。" 足厥阴为肝经，属木。足厥阴肝经气血旺盛的人，是秉受木气最全的人。这样的人有才智，好用心机，但体力不强；对时令的适应为能耐春夏，而不能耐秋冬。所以木行人在秋冬时节易感外邪而发病。

## ● 木形人易发的疾病

木形人要注意的人体器官是肝与胆，其次是筋骨和四肢。如果身体营养失衡，则比较容易患肝、胆、头、颈、四肢、关节、筋脉、眼、神经等方面的疾病。

## ● 木形人的养生要点

肝在五行中属木，所以木形人的体质偏于肝郁气滞型，多具有肝、胆及神经精神系统疾病的潜在易感性。木形人的养生重点在"滋阴助阳"，需调理好心、肝二脏。工作过于辛苦者，第一要维护的就是肝脏，而且过怒也会伤肝。因此，具有木形人体质的女性保持性格开朗、情绪平和是非常重要的。平时可多进食疏肝理气的食物。

## ● 木形人的保健方法

1.精神调养：木形人的性格偏于内向，易心情抑郁，故宜保持乐观豁达的心态。应避免过怒、忧愁，以免损害肝疏泄的功能。木形人应注意生活规律，按时作息，精神乐观，思想开阔，多参与社会活动，以保持轻松、开朗的心境；在名利上不计较得失，知足常乐。

2.饮食调养：饮食上要注意"疏肝理气"，可多吃木瓜、菊花、橘子、韭菜、胡萝卜、白菜、大蒜、山楂等食物；至于寒凉、油腻、黏滞的食物，则应尽量少吃。

3.药物养生：常用以疏肝、理气、解郁的药为主组成的方剂，如越鞠丸、逍遥散等。

4.保健膳食：银耳、菊花各10克。将它们一同放入锅内，加适量水，煮成粥，待粥熟后调入适量的蜂蜜即可服食。常服此粥有养肝、补血、明目、润肤、祛斑、增白之功效。

# 木形人的辨认

## 木形人的辨认

"苍色，小头，长面，大肩背，直身，小手足"是《黄帝内经》中对木形人外表的描述。从形态上看，木形人最明显的面部特征是头小，面长，五官长大。

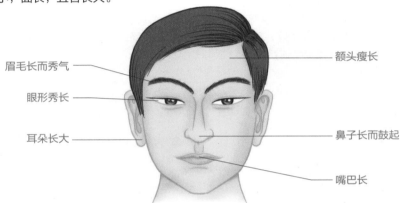

眉毛长而秀气
眼形秀长
耳朵长大

额头瘦长
鼻子长而鼓起
嘴巴长

## 木形人五官分解

木形人的面部特点是头小、五官长。下图为古人对木形人的五官特点的描绘。

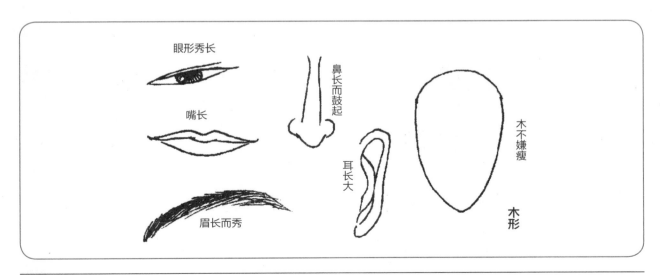

眼形秀长
嘴长
鼻长而鼓起
耳长大
眉长而秀
木不嫌瘦
木形

# ⑩ 火形人 心经气血旺盛

《灵枢·阴阳二十五人·第六十四》中记载："火形之人，比于上徵，似于赤帝。其为人赤色，广胭脱面小头，好肩背，髀腹，小手足，行安地，疾行摇肩，背肉满。有气，轻财，小信，多虑，见事明，好颜，急心，不寿暴死。能春夏，不能秋冬，秋冬感而病生。手少阴核核然。"手少阴为心经，属火，其气盛之人为火形人。肤红，颜面瘦小，头小，肩背髀腹各部分发育匀称而美好；行路步履稳健，心性急躁，有气魄。此类人对于时令的适应大多能耐春夏，而不能耐秋冬，所以在寒凉之季易生疾病。

## ● 火形人易发的疾病

火形人要注意的人体器官是心脏与小肠，其次是血脉及整个循环系统。如果身体营养失衡，容易患小肠、心脏、肩部、血液、月经、脸部、牙齿、腹部、舌部等方面的疾病。

## ● 火形人的养生要点

火形人在五行中属火，体质偏于心火旺。心火旺的主要表现有心烦、失眠、口渴、舌质红等特点。火形人的身体内阳气比较旺盛，养生的关键在于滋阴抑阳，调养心肾，以水济火。火形体质的人最重要的是养心，除了多吃养心食物之外，还应根据"五行相克"原理，以肾水克制心火。冬季好好补养肾气是个有远见的方法。

## ● 火形人的保健方法

1. 精神调养：火形人，性情急躁，常常心烦易怒，这是阴虚火旺，火扰神明之故；应加强自我修养，养成冷静、沉着的习惯。

2. 环境调摄：阴虚者，畏热喜寒。寒冬易过，热夏难当。每逢春夏季，可到海边、林区、山区去旅游、休假。

3. 饮食调养：养心最好吃些赤色的食物，其原则为"育阴潜阳"，多吃清淡的食物，如糯米、芝麻、蜂蜜、乳制品、豆腐、鱼、蔬菜、水果等；有条件的人可食用一些海参、龟肉、蟹肉、银耳、雄鸭、冬虫夏草等。燥烈辛辣之品应少吃。

# 火形人的辨认

## 火形人的辨认

　　"赤色，脱面，小头，好肩背，髀腹，小手足"是《黄帝内经》中对火形人外表的描述。从形态上看，火形人最明显的面部特征是头小，五官尖，面部肌肉有脱陷。

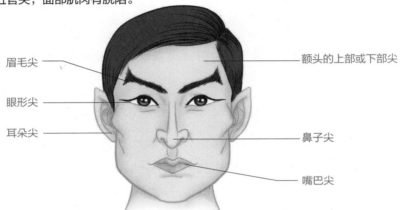

- 眉毛尖
- 眼形尖
- 耳朵尖
- 额头的上部或下部尖
- 鼻子尖
- 嘴巴尖

## 火形人五官分解

　　火形人的面部特点是五官尖，并且面部的肌肉有脱陷。下图为古人对火形人五官特点的描绘。

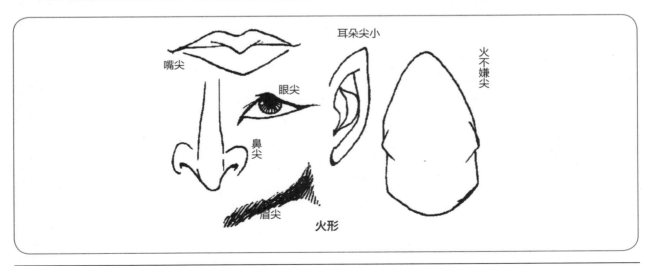

- 嘴尖
- 眼尖
- 鼻尖
- 眉尖
- 耳朵尖小
- 火不嫌尖
- 火形

# ⑪ 土形人 脾经气血旺盛

《灵枢·阴阳二十五人·第六十四》中记载："土形之人，比于上宫，似于上古黄帝。其为人黄色，圆面，大头，美肩背，大腹，美股胫，小手足，多肉，上下相称，行安地，举足浮，安心，好利人，不喜权势，善附人也。能秋冬，不能春夏，春夏感而病生。足太阴敦敦然。"足太阴脾经，属土，色黄。足太阴脾经旺盛之人，是禀受"土气"最全的人。其特点为：皮肤色黄，圆脸，头大，肩背部丰满而健美，腹部宽大，肌肉丰富，步履稳重，着地无声，行路时举足不高。此类人，大多数能受秋冬，而不能耐春夏，所以处在春夏温热的气候中易生病。

## ● 土形人易发的疾病

土形人要注意的人体器官是脾与胃，其次是肠及整个消化系统。如果身体营养失衡，比较容易患脾、胃、肋、背、胸、肺、肠等方面的疾病。

## ● 土形人的养生要点

脾在五行中属土，土形人的体质偏于脾胃虚弱。所以土形人易患脾胃消化方面的疾病。土形人养生的重点是"阴阳并重""形神兼养"，综合饮食。只有脾胃调理好了，气血才会旺盛。土形人要多吃健脾的食物，至于寒凉、油腻、黏滞之品，易伤脾胃的"阳气"，所以应尽量少吃。

## ● 土形人的保健方法

1. 精神调养：生活作息一定要有规律，保持情绪稳定，进食不宜过饥或过饱。

2. 饮食调养：应该多吃健脾利湿的食物，如扁豆、冬瓜、莲子、薏苡仁、山药、糯米、赤小豆等。少吃肥甘厚味之品，少喝冰冻饮料、酒类，且每餐不宜过饱。

3. 药物养生：脾胃虚弱的土形人可服用理中丸。若气血两虚，则需气血双补，选八珍颗粒、十全大补丸，或人参养荣丸长期服用。

4. 保健膳食：大红枣 20 颗，茯苓 30 克，粳米 100 克。将红枣洗净，剖开后去核，将茯苓捣碎，与粳米共煮成粥，代早餐吃，可健脾利湿、滋润皮肤，起到美容养颜的作用。

# 土形人的辨认

## 土形人的辨认

"黄色，圆面，大头，美肩背，大腹，美股胫，小手足，多肉，上下相称"是《黄帝内经》中对土形人外表的描述。从形态上看，土形人最明显的面部特征是头大，头圆，五官肉厚。

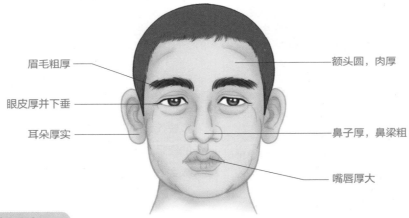

眉毛粗厚

眼皮厚并下垂

耳朵厚实

额头圆，肉厚

鼻子厚，鼻梁粗

嘴唇厚大

## 土形人五官分解

土形人的面部特点是头圆、大，五官肉厚。下图为古人对土形人的五官特点的描绘。

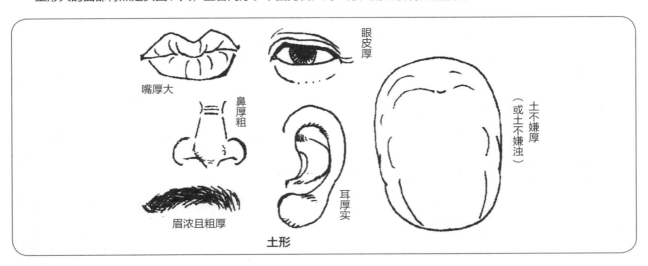

嘴厚大

眼皮厚

鼻厚粗

耳厚实

眉浓且粗厚

土形

土不嫌厚（或土不嫌浊）

# ⑫ 金形人 肺经气血旺盛

《灵枢·阴阳二十五人·第六十四》中记载："金形之人，比于上商，似于白帝。其为人白色，方面小头，小肩背，小腹，小手足，如骨发踵外，骨轻，身清廉，急心，静悍，善为吏。能秋冬，不能春夏，春夏感而病生。手太阴敦敦然。"手太阴肺经属金，色白。金形人是禀受"金气"最全之人。其特点为：脸是方形，皮肤白色，头小，肩背小，腹小，手足小，足跟坚厚，好似另有小骨生在足踵外面，行动轻快。此类人对时令的适应是能耐秋冬，不能耐受春夏。所以金形人在春夏时易感时邪而发病。

## ● 金形人易发的疾病

金形人需要注意的人体器官是肺与大肠，其次是气管及整个呼吸系统。如果营养失衡，比较容易患大肠、肺、脐、肝、皮肤、痔疮、鼻、气管等方面的疾病。

## ● 金形人的养生要点

肺在五行中属金，故金形人偏于肺气虚。中医认为，"燥"为秋天的主气，而肺为清虚之体；秋燥最易伤肺，因此金形人多有对肺脏方面疾病的易感性。

## ● 金形人的保健方法

1. 精神调养：锻炼身体能提高身体的免疫力。应改善环境的通风条件，保持空气清新，以抵御和预防呼吸系统疾病的发生。平时多饮水，以保持皮肤及体内水分的充足。悲属金，与肺同源，过度悲伤会造成肺气损伤；故金形人应保持心情愉快，避免过度悲伤的情绪发生。

2. 饮食调养：金形人的饮食应以清肺润肺、滋阴生津之品为主。这些食物能促进肠胃蠕动，促进新陈代谢，让肌肤充满弹性与光泽。金形人宜多吃植物性食物，如百合、梨、苹果、粳米、无花果、菌类、山药、白萝卜、豆腐、冬瓜、枇杷等。

3. 药物养生：平素气虚之人可常服补中益气丸。脾气虚，宜选服四君子汤，或参苓白术散；肺气虚，宜选服补肺汤；肾气虚，多服肾气丸。

# 金形人的辨认

## 金形人的辨认

"白色，方面，小头，小肩背，小腹，小手足"是《黄帝内经》中对金形人外表的描述。从形态上看，金形人最明显的面部特征是头小，面方，五官方正、坚实。

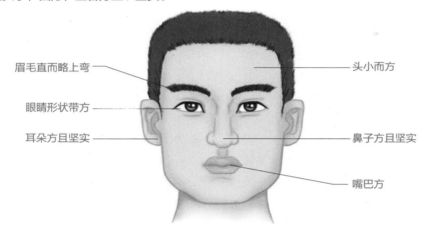

- 眉毛直而略上弯
- 眼睛形状带方
- 耳朵方且坚实
- 头小而方
- 鼻子方且坚实
- 嘴巴方

## 金形人五官分解

金形人的面部特点是头小，面方，五官方正且坚实。下图为古人对金形人的五官特点的描绘。

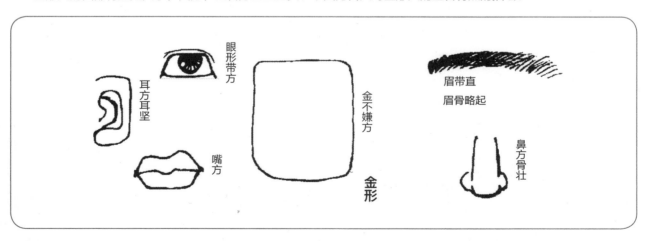

眼形带方

耳方耳坚

嘴方

金不嫌方

金形

眉带直
眉骨略起

鼻方骨壮

# ⑬ 水形人 肾经气血旺盛

《灵枢·阴阳二十五人·第六十四》中记载："水形之人，比于上羽，似于黑帝。其为人黑色，面不平，大头，廉颐，小肩，大腹，动手足，发行摇身，下尻长，背延延然，不敬畏，善欺绐人，戮死。能秋冬，不能春夏，春夏感而病生。足少阴汗汗然。"足少阴肾经，属水，色黑。足少阴肾经旺盛之人，是禀受"水气"最全之人。其特点是：皮肤黑色，面部凹陷，头大，颐部呈棱形；而肩狭小，腹部宽大，手足好动，背长。此类人对时令的适应是能耐秋冬，而不能耐受春夏。所以水形人在春夏时易感时邪而发病。

## ● 水形人易发的疾病

水形人要注意的人体器官是肾与膀胱，其次是脑、输尿管及尿道等。如果身体营养失衡，比较容易患足、头、肝、泌尿系统、阴部、腰部、耳、子宫等方面的疾病。

## ● 水形人的养生要点

肾在五行中属水，所以水形人的体质偏于肾阳虚。水形人多具有阳虚阴盛型疾病及对肾脏方面疾病的潜在易感性，如水肿、腰痛、不孕症等。因此，水形人养生的关键在于"温阳益气"，注重补阳气。

## ● 水形人的保健方法

1. 精神调养：水形人常出现情绪不佳，易惊恐或悲伤。故水形人要善于调节自己的情绪，多听节奏明快、热情奔放的音乐，多交朋友。

2. 生活起居：冬季要避寒就温，注意保暖；春夏要注意培补阳气，提高冬季的耐寒能力。

3. 饮食调养：水形人宜多吃动物性食物，如羊肉、狗肉、鸡肉、鹿肉等，以壮阳气。多吃黑色食物能帮助和肾、膀胱、骨骼关系密切的新陈代谢作用的正常发挥，使多余的水分不至于积存在体内造成水肿，如黑豆、黑芝麻、香菇、黑枣、黑木耳、乌梅等。

# 水形人的辨认

## 水形人的辨认

"黑色，面不平，大头，廉颐，小肩，大腹"是《黄帝内经》中对水形人的描述。从形态上看，水形人最明显的面部特征是头大，五官圆而饱满，但不是胖。

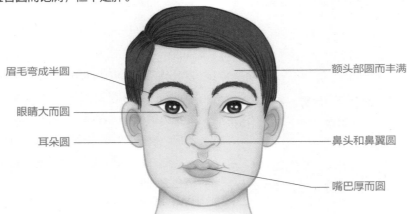

眉毛弯成半圆
眼睛大而圆
耳朵圆
额头部圆而丰满
鼻头和鼻翼圆
嘴巴厚而圆

## 水形人五官分解

水形人的面部特点是头大，五官圆而饱满。下图为古人对水形人五官特点的描绘。

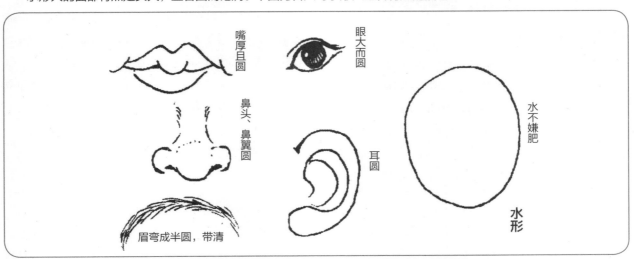

嘴厚且圆
眼大而圆
水不嫌肥
鼻头、鼻翼圆
耳圆
水形
眉弯成半圆，带清

# (14) 得神 精充气足，预后良好

"神"是五脏精气的体现。《素问·移精变气论篇》中说："得神者昌，失神者亡。""得神"又称"有神"，是精充气足和神旺的表现。如果是在病中，虽病而正气未伤，是病轻的表现，预后良好。

## ● 得神的表现

神志清楚，语言清晰；面色荣润含蓄，表情丰富自然；目光明亮，精彩内含；反应灵敏，动作灵活；体态自如，呼吸平稳；肌肉不削。

心主神志，其华在面。神清语明，面色荣润是心之精气充足的表现；肝开窍于目而主筋，肾藏精而主骨；目光精彩，反应灵活，体态自如，是肝肾精气充足的表现；肺主气而司呼吸，脾主肌而司运化；呼吸平稳，肌肉不削是肺脾精气充足的表现。五脏精气充足，故体健神明，即所谓的"精全则神旺，血盛则形强"。

## ● 得神是健康的标志

从医学角度，特别是从中医学的角度出发，"神"在人的生命活动中起着极其重要的作用，即所谓的"得神者昌，失神者亡"(《素问·移精变气论篇》)。作为与人的生命活动现象密切相关的神，其内涵有广义与狭义之分：从广义上讲，神是人的生命现象的总结，是人体生命活动的"主宰"及生命力的外在表现；从狭义上讲，神是指人的精神、意识、思维及情感活动等。可见神是看不见、摸不着，但可以被感知的一种功能或外在表现。

总之，神是以精气为物质基础的一种功能，是五脏所生之外荣。"望神"可以了解五脏精气的盛衰和病情的轻重与预后。望神时应重点观察患者的精神、意识、面目表情、形体动作及反应能力等。

## ● 得神的方法

得神的人，脏腑功能健全。从某种意义上说，得神还是一个人心理健康的标志。所以我们可以通过调节心理和改善自己所处的环境来得神：①保持情绪稳定，心情愉快，使身体处于一个相对平衡的状态。②多参加集体活动，多与人交往，建立良好的人际关系。

# 神是五脏的外现

## 得神在面部的表现

五脏精气充足，说明人的精神和气血充足。五脏的精气会在面部表现出来。所以，通过观察面部的五官，就可以了解一个人是否得神。

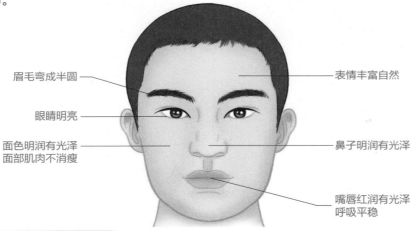

眉毛弯成半圆

眼睛明亮

面色明润有光泽
面部肌肉不消瘦

表情丰富自然

鼻子明润有光泽

嘴唇红润有光泽
呼吸平稳

## 五官得神，五脏也健康

人体的五官对应五脏，所以可以通过五官的健康程度推测五脏的健康状况。如图所示，肝开窍在眼睛，肺开窍在鼻子，肾开窍在耳朵，脾开窍在嘴巴，心开窍在舌。

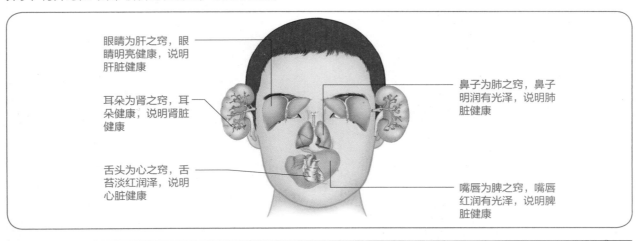

眼睛为肝之窍，眼睛明亮健康，说明肝脏健康

耳朵为肾之窍，耳朵健康，说明肾脏健康

舌头为心之窍，舌苔淡红润泽，说明心脏健康

鼻子为肺之窍，鼻子明润有光泽，说明肺脏健康

嘴唇为脾之窍，嘴唇红润有光泽，说明脾脏健康

# ⑮ 少神 神气不足，体质虚弱

　　"少神"即神气不足，是轻度失神的表现，与失神状态相比只是在程度上有区别。它介于"得神"和"失神"之间，常发生在虚证患者身上，比得神和失神更为多见。少神常常是亚健康状态的一种表现。

## ● 神气不足的表现

　　神气不足表现为：精神不振，健忘困倦，声低懒言，倦怠乏力，动作迟缓，等等。多因正气不足，精气轻度损伤，脏腑功能减弱所致。

## ● 神志异常

　　神志异常也是轻度失神的一种表现，但与精气衰竭的失神有本质上的不同，所以将其归类为少神。一般包括烦躁不安，以及癫、狂、痫等。这些都是由特殊的病机和发病规律所导致的，其失神表现并不一定意味着病情严重。

　　1. 烦躁不安：即指心中烦热不安，手足躁扰不宁的症状。烦与躁不同，烦为自觉症状，如烦恼；躁为他觉症状，如躁狂、躁动等，多与心经有火相关。可见于邪热内郁、痰火扰心、阴虚火旺等证。

　　2. 癫病：表现为淡漠寡言，闷闷不乐，精神痴呆，喃喃自语或哭笑无常。多由痰气郁结，闭阻神明所致；亦有神不守舍，心脾两虚者。

　　3. 狂病：多表现为疯狂怒骂，打人毁物，妄行不休，少卧不饥；甚者登高而歌，弃衣而走。多因肝郁化火、痰火上扰神明所致。

　　4. 痫病：表现为突然昏倒，口吐涎沫，四肢抽搐，醒后如常。多由肝风挟痰，上窜蒙蔽清窍；或由痰火扰心，引动肝风所致。

## ● 神气不足是亚健康的表现

　　神气不足则形神不合，是不善养生、身体虚弱的表现。它往往是人体处于亚健康状态时的表现。患者表现为精神萎靡不振，缺乏对生活和工作的兴趣；目光无神，健忘，疲乏；声低懒言，动作迟缓。这些是因为气血精微化源不足，神气失养而致。

　　神气不足，要注意调养。一方面要通过合理的饮食来调养，多吃一些补气的食物，如香菇、山药、红枣等；另一方面要保持积极健康的心态。

# 亚健康状态与调养

## 神气不足的表现

"神气不足"即神气欠佳，是五脏虚弱的表现。常表现为精神不振，倦怠乏力；或烦躁不安，情绪暴躁等。

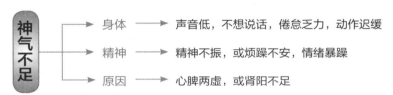

| 神气不足 | 身体 → 声音低，不想说话，倦怠乏力，动作迟缓 |
| --- | --- |
| | 精神 → 精神不振，或烦躁不安，情绪暴躁 |
| | 原因 → 心脾两虚，或肾阳不足 |

## 亚健康状态与调养

工作压力、环境污染、饮食结构不合理等导致了越来越多的人处于亚健康状态。亚健康给我们的生活和工作带来了许多困扰。那出现亚健康的人应该如何进行调养呢？

**身体表现** → **推荐饮食** →

| 身体表现 | 推荐饮食 |
| --- | --- |
| 脾阳虚状态：表现为便秘、腹胀、倦怠、乏力、嗳气等 | 可长期食用山药、莲子、红枣、薏苡仁、饴糖等食物 |
| 肺气虚状态：表现为气短、多汗、易感冒等 | 可长期食用百合、蜂蜜、银耳、梨、杏仁等食物 |
| 肾阳虚状态：表现为腰痛膝软、畏寒肢冷、头晕耳鸣、须发早白、性衰退等 | 可长期食用羊肉、芝麻、韭菜、豆类及豆制品、坚果类食物 |
| 肥胖疲劳状态：表现为身体过于肥胖，体重使身心疲劳等 | 宜长期食用萝卜、卷心菜、白菜、青椒、西红柿、香菇等蔬菜 |
| 心烦意乱状态：表现为失眠、头晕、心烦等 | 宜长期服用养心安神的中药，如水煎服桂圆肉、酸枣仁、柏子仁等 |
| 神经衰弱状态：表现为视力下降、记忆力减退、行动笨拙等 | 宜长期食用莲子、桂圆肉、百合、远志、糯米等熬煮的粥 |

# ⑯ 失神 精损气亏，预后不良

"失神"也称"无神"；是一个人精损、气亏、神衰的表现，说明其病重至笃。一般预后不良。

## ● 失神的表现

患者精神萎靡，目光黯淡，神情呆滞，面色晦暗，表情淡漠或呆板；目暗睛迷，反应迟钝；动作失灵，强迫体位；呼吸气微或喘，周身大肉已脱。

失神者的另外一种表现是暴病邪盛，扰乱心神而致。其临床表现为神昏谵语，循衣摸床，撮空理线（即患者意识不清，两手伸向空间，像要拿东西的样子；两手向上，拇指和食指不停地捻动）；或猝然扑倒，目闭口开，二便失禁。此为热火太盛，内伤心神，扰乱神明，邪盛正衰之危候。

## ● 失神是精气衰微的表现

《素问·脉要精微论》中说："头者，精明之府，头倾视深，精神将夺矣""夫精明者，所以视万物，别白黑，审短长。以长为短，以白为黑，如是则精衰矣"；又说："言而微，终日乃复言者，此夺气也。"可见，眼睛和语言是望神的要点。"夺气"实际上也是失神的表现之一。

《望诊遵经·眼目气色提纲》中说："明则神气充足，暗则神气亏虚。"《医源·望病须察神气论》更具体地指出："无眵无泪，白珠色蓝，乌珠色滞，精彩内夺，及浮光外露者，皆为无神气。"

## ● 几种异常的眼神所提示的信息

①目光滞涩，凝视一处为提示该人精神、神志异常或内心有难言的痛苦，甚或患有精神病。②目睛上视，古人称"瞳子高"，常提示太阳经的经气不足，多见于发热，为"痉厥"的先兆。③眼珠转动不停，不断地改变视线，提示此人心绪烦乱，精神紧张，心情焦躁。④目不转睛，凝视一点，同时面部肌肉僵硬，如戴着假面具，表情呆滞，多表示该人患有精神分裂症。⑤目光畏怯，不敢正视对方，提示该人精神紧张，心情胆怯。⑥怒目圆睁，声高气粗，常提示该人肝胆郁热、肝阳上亢或患有甲状腺功能亢进、高血压等。⑦突然目睛微定，然后恢复正常，提示该人痰热内闭，可能患有癫痫病。

# 神气衰微在面部的表现

## 神气衰微在面部的表现

当一个人的病情很重时，说明他已精损气亏，这一点必然会在面部表现出来。通过观察其面色、眼神等即可作出判断。

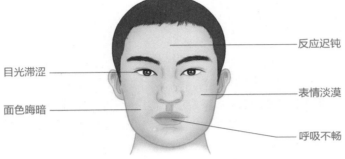

目光滞涩

面色晦暗

反应迟钝

表情淡漠

呼吸不畅

## 眼神异常的表现与含义

俗话说："眼睛是心灵的窗户。"人的眼睛"会说话"，它能把一个人的真实内心反映出来。当一个人的身体不舒服时，也能从其眼神中窥测出来。

| 眼神的表现 | 眼神的含义 |
| --- | --- |
| 目光滞涩，凝视一处 | 提示精神、神志异常或内心有难言的痛苦，或者患有精神病 |
| 眼睛向上看（古人称"瞳子高"） | 常提示太阳经的经气不足，多见于发热，为"痉厥"的先兆 |
| 眼珠不停转动，不断地改变视线 | 提示此人心绪烦乱，精神紧张，心情焦躁 |
| 目不转睛，凝视一点，面部肌肉僵硬 | 多患有精神分裂症 |
| 目光畏怯，不敢正视对方 | 提示精神紧张，心情胆怯 |
| 怒目圆睁，声高气粗 | 常提示肝胆郁热、肝阳上亢，或患有甲状腺功能亢进、高血压等 |
| 突然目睛微定，然后恢复正常 | 提示痰热内闭，可能患有癫痫病 |

# 17 什么是正常的面色

面色是一个人的精神、气血、津液充盈与否和脏腑功能的健康程度的外在表现。由于内含的精气，能通过面部的容光反映出来，所以正常人的面色应该是光亮润泽的。

古人根据五行理论把人的体质分为"金、木、水、火、土"五种类型，并认为金形人的肤色稍白，木形人的肤色稍青，水形人的肤色稍黑，火形人的肤色稍红，土形人的肤色稍黄。不同类型的人的面色虽不同，但都属于正常范围。

中国人属于黄种人，其正常面色应是红黄隐隐，明润含蓄。这就是有胃气、有神气的表现。但是由于体质和禀赋不同，有些人可能偏红、偏黑或偏白；由于生理活动的变化，有些人可能偏青、偏白、偏红，等等，这些都是正常现象。所以，不论人的面色是何种颜色，只要其变化应时应位，处处相应，有"胃气"、有"神气"，便是正常的面色，是人处于对应的生理状态的反映。

健康的人脏腑功能正常，精神和气血充盈。由于精气内含，容光外发，血华其色，所以其面色光明润泽，这就是所谓的有"神气"。如《望诊遵经·望色先知平人》中所说："光明者，神气之著；润泽者，精血之充。"

"有胃气"，表示人体精神、气血、津液充盈，脏腑功能正常，即面色表现为隐约微黄，含蓄不露。《医原·望病须察神气论》曰："胃气色黄，皮毛色白，精气内含，宝光外发，既不浮露，又不混蒙，故曰如缟裹。"这就解释了《素问·五脏生成篇》中所说的"常色模型"。该篇认为"五色"是五脏所生之外荣，生于心，如以缟裹朱；生于肺，如以缟裹红；生于肝，如以缟裹绀；生于脾，如以缟裹瓜蒌实；生于肾，如以缟裹紫。

正确地认识这些常色的模型，对掌握色诊是很有帮助的。朱是正赤色，红是白之间赤，绀是青之间赤，瓜蒌实是黄之间赤，紫是黑之间赤。正如《望诊遵经·望色先知平人》所说："赤者，血色也；缟者，肤色也。其青赤黄白黑虽不同，要皆有血色之赤，以间乎其中焉，肤色之白，以包乎其外焉……盖五色之著，欲其间见，不欲其独呈；欲其合于中，不欲其露于外也。"

# 影响面色的因素

## 五行体质影响人的面色

从五行的角度来看，人的体质也可以分为五种。根据五行与五色的对应，不同类型的人，其面色也会有所差别。

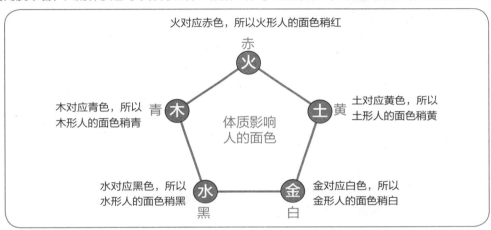

## 正常面色与时令相应

人的面色受外界环境的影响。根据五行的对应关系，四季与五色有着相对应的关系，这种对应关系也会反映到人的面色上来。

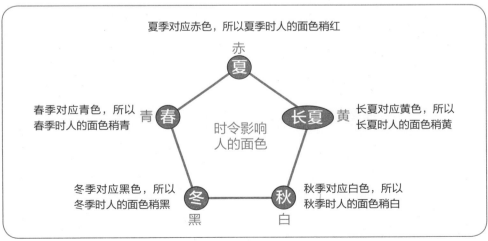

# 18 脏腑异常时的面色

人体的脏腑出现疾病时，面部会有一些信号，面部色泽会发生相应的变化，出现"病色"。一切反常的色泽都属病色。病色的出现，不论是什么颜色，或晦暗枯槁；或鲜明暴露；或虽明润含蓄，但不应时应位；或某色独见，都属于病色。《形色外诊简摩·察色真诀篇》曰："华佗谓人面之色，但改其常者，即为病矣。其改常也，往往终日相对之人不觉，而久别乍见者，心窃惊异之矣。"

## ● 病色反映脏腑的精气受损，胃气不能上荣

面色光明润泽，是有胃气的表现；面部枯槁无光泽，则是胃气不能上荣的标志。从面部的颜色和光泽看，除可以识别出有无疾病，或病情的轻重程度之外，还可以在某种程度上判断出病出现在哪个部位。也就是说，有些疾病是可以通过特有的脸色和表情表现出来。因为面部的各部位与五脏都有一定的对应关系。

## ● 病色的表现

具体地说，可以从四个方面来认识病色：①晦暗枯槁，色浊而天，是色无神气。色贵有神，以光明润泽为本，反此不但为病，而且说明精气衰竭，是主死的恶兆。②鲜明暴露，色浮泽而清，虽属阳主实，但色无胃气，正气难以持久。久病见之，是胃气衰败，亦主死，所谓"五色精微象见矣，其寿不久也"。③某色独呈，是无血色相间，亦属真脏之色见。④色之甚、浮、清谓"太过"，主病在外；色之微、沉、浊谓"不及"，主病在内。

## ● 病色有恶善之分

善色，即面色光明润泽。说明虽病而脏腑精气未衰，胃气尚能上荣于面，称为"气至"。属新病、轻病、阳证，易于治疗，预后较好。

恶色，即面色枯槁晦暗。说明脏腑的精气已衰，胃气不能上荣于面，称为"气不至"。属久病、重病、阴证，不易治疗，预后较差。

由于善色与恶色在一定条件下可以相互转化，所以通过面部的善色与恶色的转化现象，可以判断疾病的发展趋势。面色由善色转恶色，是病情在加重；由恶色转善色，是病情在好转。

# 五脏荣枯在面部的表现

## 五脏荣枯在面部的表现

人的面色与色泽的不同，是人体不同的病理反应。不同的色泽代表着不同的病症，而色泽又反映着人体精气的盛衰。据此，我们可以通过面色来判断五脏精气的荣枯。

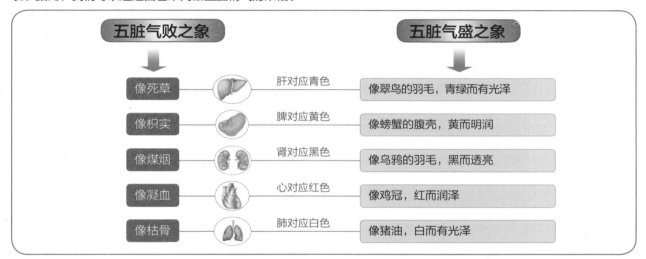

**五脏气败之象**

| | 肝对应青色 | 像翠鸟的羽毛，青绿而有光泽 |
| 像死草 | 脾对应黄色 | 像螃蟹的腹壳，黄而明润 |
| 像枳实 | 肾对应黑色 | 像乌鸦的羽毛，黑而透亮 |
| 像煤烟 | 心对应红色 | 像鸡冠，红而润泽 |
| 像凝血 | 肺对应白色 | 像猪油，白而有光泽 |
| 像枯骨 | | |

**五脏气盛之象**

## 面色的相应与不相应

五脏之色有善恶。面色与五脏之色相应为善色，与五脏之色不相应为恶色。面色由恶色转善色，是病在好转；由善色转恶色，则是病情在加重。

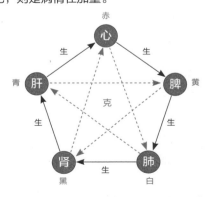

以肝脏的颜色为例：

　　肝病见青色为相应，是疾病的正常现象（相应）；若见黑色（水生木）或赤色（木生火），是不相应中的相生之色，属顺证；若见黄色（木克土）或白色（金克木），是不相应中的相克之色，属逆证。其他脏器与此相同。

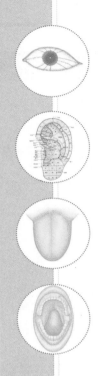

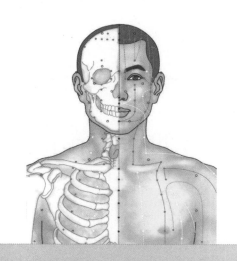

# 第三章
## 头面部的脏腑反射区

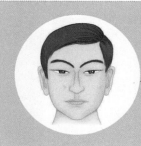

中医认为，人体的每一部分都可以与整个身体相对应，这一理论早已被现在的医学所证实。根据这一观点，面诊时就可以将人的面、耳、眼、唇、舌等与人体的脏腑相对应；根据不同部位的各种变化，推测身体各部分的健康程度。除此之外，这一理论还可以作为身体各部分保健和疾病治疗的依据。

# ⑲ 面与脏腑的分属

《素问·刺热篇》中说："肝热病者，左颊先赤；肺热病者，右颊先赤；心热病者，颜先赤；脾热病者，鼻先赤；肾热病者，颐先赤。"《医宗金鉴·四诊心法要诀》中说："天庭面首，阙上喉咽，阙中印堂，候肺之原。山根候心，年寿候肝，两傍候胆，脾胃鼻端。颊肾腰脐，颧下大肠，颧内小府，面王子膀。"若根据《灵枢·五色篇》的分法，可将整个面部分为五个部分：鼻——明堂，主脾；眉间——阙，主肺；额——颜，主咽喉；颊侧——藩，主大肠；耳门——蔽，主肾。

面部与脏腑的具体对应关系与所主病症为：

## 心理压力区

反射区在额上1／3至发际处（即发际一圈）

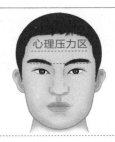

**找位技巧** ▶▶

　　将眉毛至发际的区域进行三分，最上面的就是心理压力区。

**诊断**

诊断1：如果此处出现青春痘（疙瘩），或此处与面部的颜色不一样，说明此人的心理压力比较重。

诊断2：如果此处长斑，说明心脏有疾病（如心肌无力），有痣，尤其是色素痣，说明心脏功能先天不足。

## 心脏区

反射区在两眼角之间的鼻梁处

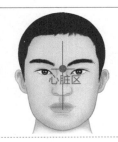

**找位技巧** ▶▶

　　在两眼角之间画线，与鼻梁中线的交叉处就是心脏区。

**诊断**

诊断1：如果此处出现横纹或横纹比较明显，说明心律不齐或心脏的状况不好，或血液的黏稠度高。

诊断2：如果此处出现较深的横纹，而且舌头上面也有很深的竖纹（沟），表明可能有比较严重的心脏病。

# 面与脏腑的分属（一）

## 头面区

反射区在额上1／3至发际处（即发际一圈）

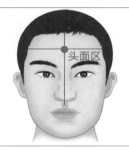

### 找位技巧 ▶▶

在两太阳穴之间画线，与鼻梁中线的交叉处就是头面区。

### 诊断

如果此处出现竖纹，竖纹很深，并且部分发红的话，说明此人的心脑血管供血不足、头痛、神经衰弱、多梦、睡眠不良、心悸、烦躁等。

## 肺区

反射区在两眉端连线的中点处

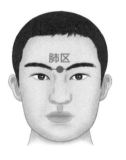

### 找位技巧 ▶▶

将鼻梁的中线向上延长，在两眉毛之间画线，交叉点就是肺区所在之处。

### 诊断

诊断1：若此处中间比较凹，且颜色晦暗，或发青，或有斑，说明此人的肺部有疾病，呼吸不畅。

诊断2：两眉头部位有痣或发白，说明此人有咽喉炎或扁桃体炎；或胸闷气短；或有肺病。

## 胸乳区

反射区在眼内眦稍上方处

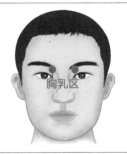

### 找位技巧 ▶▶

眼内眦垂直向上至眉毛之间的位置就是胸乳区。

### 诊断

如果上眼皮的内侧部位有痣，或闭上眼睛时此部位有粉痘状的突起，说明女性的乳房有小叶增生，男性有胸膜炎；如果女性的眼角部位有小包，说明女性有乳腺增生。

# 面与脏腑的分属（二）

**肝区**　反射区在外耳道与鼻中线的交叉处

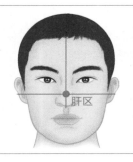

**找位技巧** ▶▶

两外耳道口连线，与鼻中线的交叉点处就是肝区。

**诊断**

诊断1：如果这两个部位或其中一个部位有青春痘（疙瘩）的话，说明此人肝火旺。

诊断2：如果此处有痣，且该人的巩膜发黄，面色非常黄，说明此人患有乙型病毒性肝炎。

**胆区**　反射区在肝区的外侧

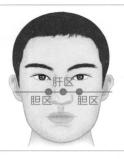

**找位技巧** ▶▶

肝区的平行线两侧，鼻的边缘处就是胆区。

**诊断**

诊断1：如果这一部位有红血丝、青春痘，或早晨起床后嘴里发苦，说明胆部有轻微的炎症。

诊断2：如果此处有一对明显的斑或有痣，说明有胆结石。

**肾区**　反射区在颊部，鼻翼水平线与太阳穴的垂直线的交叉处

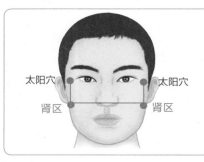

**找位技巧** ▶▶

在两耳垂之间连线，与太阳穴处垂直向下的直线相交的交叉点处就是肾区。

**诊断**

诊断1：如果这一部位有红血丝、青春痘，或有斑，说明此人肾虚，一般怠懒，会出现腰背及腿部酸痛的情况。

诊断2：如果这一部位有很深且很大的斑，说明极可能有肾结石。

# 面与脏腑的分属（三）

## 膀胱区

反射区域在鼻下人中沟处的鼻根部位

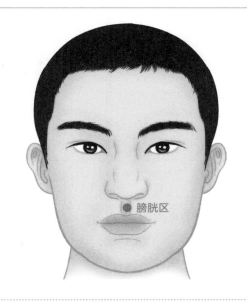

### 找位技巧 ▶▶

将人中沟与鼻根部位进行三分，最上面的部分就是膀胱区。

**诊断**

诊断1：如果这一部位发红，有红血丝、青春痘、疮等，且伴有小便赤黄、尿频、尿急等症，说明有膀胱炎。

诊断2：如果此处发红，但尿不频不急，且整个鼻梁骨发红，说明有鼻炎。

## 脾区

反射区域在鼻头

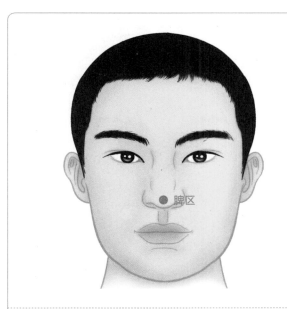

### 找位技巧 ▶▶

肝区下方的鼻头处就是脾区。

**诊断**

诊断1：如果此处发红，或有酒糟鼻或鼻头肿大，说明脾虚或脾大。一般会感觉到头重、脸颊痛、心烦等。

诊断2：如果此处发黄，也是脾虚的表现，会出现汗多、畏风、四肢懒动、倦怠、不嗜食等症状。

# 面与脏腑的分属（四）

## 胃区

反射区在鼻翼

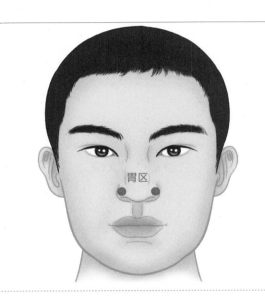

### 找位技巧 ▶▶

脾区的两侧，两鼻翼处就是胃区。

### 诊断

诊断1：如果此处发红，是"胃火"，易饥饿，有口臭。

诊断2：如果这一部位有红血丝，且比较严重，一般是胃炎。

诊断3：如果鼻翼交表，是胃寒；而鼻翼部青瘪的，一般是以前有胃痛，而后形成了病根，可引起萎缩性胃炎；而萎缩性胃炎引发胃癌的可能性较大。

诊断4：鼻翼薄且沟深说明患有萎缩性胃炎。

## 小肠区

反射区在颧骨内侧，肝胆区的水平线上

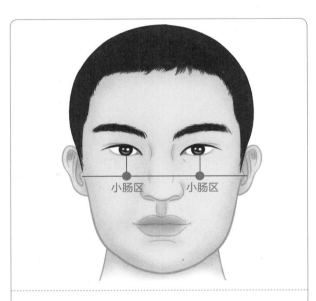

### 找位技巧 ▶▶

肝胆区的水平线上，颧骨内侧，眼睛下方就是小肠区。

### 诊断

如果这一部位有红血丝、青春痘、斑、痣，说明小肠的吸收功能不好，一般会出现大便溏稀或一天排便两次的情况。

# 面与脏腑的分属（五）

## 大肠区

反射区域在颧骨下方偏外侧的部位

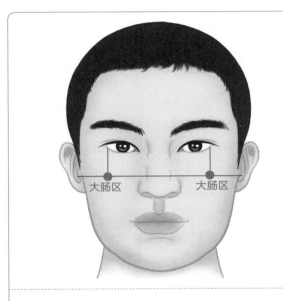

### 找位技巧 ▶▶

在两耳垂之间画线，沿目外眦垂直向下画线，其交叉点处就是大肠区。

### 诊断

诊断1：如果这一部位有红血丝、青春痘、斑、痣，说明此人的大肠排泄功能失调，一般会出现大便干燥、便秘或两天排便一次的情况。

诊断2：如果这一部位有呈半月状的斑，说明此人患有便秘或痔疮。

诊断3：如果这一部位发红或有白点，说明有直肠癌变的可能。

## 生殖系统区

反射区域在人中沟及嘴唇四周的部位

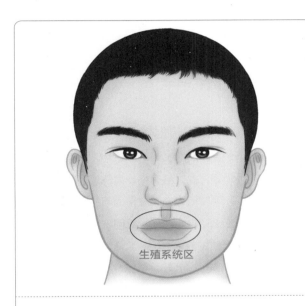

### 找位技巧 ▶▶

嘴唇周围就是生殖系统区。

### 诊断

诊断1：如果女性的嘴唇下面有痣，下颌发红，而肾的反射区域比较光洁，说明此人子宫后倾，腰部酸痛。

诊断2：如果女性的嘴唇四周有痣，且肾的反射区域不好；或女性的嘴唇四周发青、发黑或发白，且肾的反射区域也不好，这两种情况一般都说明此人性冷淡。

# ⑳ 眼与脏腑的分属

《灵枢·大惑论》曰："五脏六腑之精气，皆上注于目而为之精。"可以说目为肝之"官"，心之"使"，阴阳之所会，宗脉之所聚，营卫魂魄之所常营，神气之所生，气之清明者也。总之，目与五脏六腑、经络筋骨、精神气血都有着密切的联系，不但在望神方面具有重要的诊断价值，而且可以观察到五脏六腑的变化，对某些病症的诊断具有"见微知著"的意义。

## ● 眼为筋骨、血气、肌肉之部

《灵枢·大惑论》认为，精之窠为眼，骨之精为瞳子，筋之精为黑眼，血之精为络，窠气之精为白眼，肌肉之精为约束，裹撷筋骨血气之精而与脉并为系，此系上属于脑，后出于项中。筋骨、肌肉、气血又分属于五脏。后世医家据此发展为"五轮学说"，《秘传眼科龙木论》分为肉轮、血轮、气轮、风轮、水轮，并以此检测相应脏腑的病变。

## ● 眼为五脏六腑之部

据《黄帝内经》所述，因为肝属风，主筋，所以黑睛被称为"风轮"，属肝与胆。因为心主血脉，所以内外眦的血络被称为"血轮"，属心与小肠。因为脾主肌肉，所以眼睑被称为"肉轮"，属脾与胃。因为肺主气，其色白，所以白睛被称为"气轮"，属肺与大肠。因为肾属水，主骨生髓，所以瞳人被称为"水轮"，属肾与膀胱。另有"八廓"之说，以八卦方位分应脏腑。

## ● 眼为经络阴阳之部

据《黄帝内经》记载，直接与眼有联系的经脉有：足太阳、足阳明、足少阳、手太阳、手少阳、手少阴、足厥阴、任脉、督脉、阴跷脉、阳跷脉。经筋则有：足太阳、足阳明、足少阳、手太阳、手少阳，且太阳为上睑，阳明为下睑，少阳结于目眦为外维。据《灵枢·论疾诊尺》篇载，赤脉从上向下者，属太阳病；从下向上者，属阳明病；从外向内者，属少阳病。又据《灵枢·热病》篇载，目赤从内眦始者，属阴跷病。《灵枢·大惑论》中认为，瞳子黑眼法于阴，白眼赤脉法于阳。眼睑上为阳，下为阴；左为阳，右为阴；外眦为阳，内眦为阴。

# 眼 与 脏 腑 的 分 属 关 系

## 脏腑在眼上的分布

眼睛之所以能辨识万物，原因在于五脏六腑精气的滋养。如果脏腑功能失调，精气不能充足、流畅地注入眼睛，就会影响眼睛的正常功能。脏腑在眼睛上的分区如图所示：

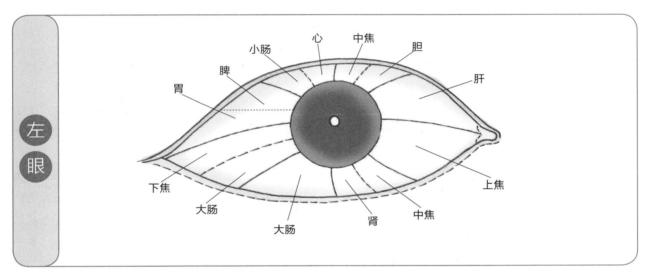

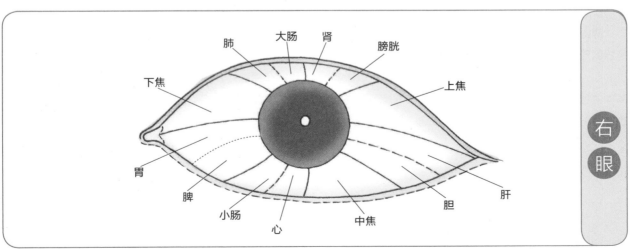

# ㉑ 鼻与脏腑的分属

《素问·金匮真言论》中说:"西方白色,入通于肺,开窍于鼻,藏精于肺。"《灵枢·脉度篇》又指出:"肺气通于鼻,肺和则鼻能知香臭矣。"可见,鼻与脏腑中的肺相对应。但从全息的角度来看,鼻与人体的各脏腑器官都有联系。

中医学认为,鼻是体表的一个器官,与人体的五脏六腑有着密切的生理和病理关系。主要表现在它与肺、脾、胆、肾、心等脏腑的关系特别密切。所以,诊断疾病时,观察鼻部周围颜色的变化是其中的重要环节。要想诊断准确,首先必须明确鼻部的不同穴位与身体的对应关系。

肺区分布于两眉内侧端连线之中点处。肺主鼻,鼻为肺之窍,肺之"官";肺气上接气道,通于鼻,构成肺系;肺气充满则能与鼻共司呼吸,助发音,知香臭;肺系是否有病可以在鼻上反映出来,可以通过鼻部判断肺系是否健康。

脾区分布于当准鼻头上缘的正中线上,心区与外生殖器区连线之中点处。鼻为血脉聚集之处,而脾脏具有统率血,化生血的功能;脾的统血、生血功能可以影响鼻的生理功能,鼻生理功能的完成需要依靠脾气升清的功能进行协助;脾经有病,则头面诸窍,包括鼻在内,

"九窍"均失去正常的生理功能。脾不健康便"九窍"不利。

胆区分布于目内眦之下,肝穴外侧。胆经之气上通于脑,下通于鼻;胆热移脑则可影响鼻,发生鼻渊(鼻窦炎)。

肾区分布于脾区与外生殖器区连线之中点处。鼻司呼吸,依靠肾气协助;其中肺主呼出,而肾主纳入,肾不纳气则引发为哮喘;肾气不足或肾阳虚弱,则鼻易为风寒所袭,可表现为多嚏。

心区分布于两目内眦连线之中点处。鼻主嗅觉,需要心经的功能参与协助,所以也能说心主嗅;心主脉,鼻为血脉聚集之处。心的健康与否可以影响和导致鼻病。

肝区分布于鼻梁最高点之下方,两颧连线与鼻正中线的交叉点处,心穴与脾穴连线之中点上。如果肝出现问题,会在这一位置有所反映。

# 鼻全息图

## 鼻全息图

对鼻子进行分区，可以与人体的五脏六腑及四肢相对应，我们可以以此来推断身体的健康变化。从整体来看，人体各部位在鼻子上的分布就像一个"坐着的人"。

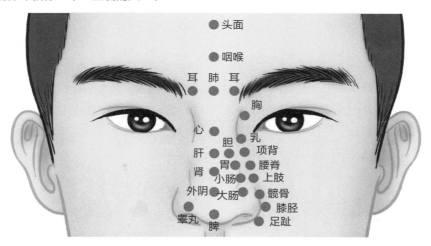

## 鼻子的颜色与征象

根据鼻子与脏腑之间的对应，当鼻子出现不同的颜色时，说明身体出现了异常。了解不同颜色的变化与所代表的征象，可以随时把握自己的健康状况。

| 颜　色 | 征　象 |
| --- | --- |
| 鼻色青 | ①鼻部青黄：多为肝病；②鼻头色青：主腹中痛；③鼻尖青黄：多为淋病 |
| 鼻色赤 | ①鼻头色赤：主肺脾二经有热，或主风病；②面红、鼻根红：为常饮酒者；③女性鼻梁暗红，两侧有黄褐斑：多为月经不调、闭经 |
| 鼻色黄 | ①鼻部黑黄而亮：有淤血；②鼻部黄黑枯槁：主脾火津涸；③鼻头色黄：内有湿热，还主胸中有寒 |
| 鼻色白 | ①鼻部色淡白：主肺病，如寒痰、慢性支气管炎；②鼻部色㿠白：为气虚、血虚，还主脾虚，脾胃虚寒 |
| 鼻色黑 | ①鼻头色黑，光浮而明：为暴食不洁食物；②鼻头黑而枯燥：为房劳；③鼻部色灰黑：多为血虚、血淤之疾；④女性鼻头微黑：为膀胱及子宫有病；⑤男性鼻头黑色且侵入人中：乃寒伤肝肾，主阴茎睾丸痛 |

# ㉒ 人中与脏腑的分属

人中作为连接鼻与口唇的重要部位，许多经络都从其经过，所以人体的一些病变也会在人中处反映出来。

人中内应脾胃，下应膀胱子户，主要为人体生殖系统的分布区。《灵枢·五色篇》中说："面王（鼻）以下者，膀胱、子处也。"这是在提示人们，人中主候男女的泌尿系统及生殖系统。但实际上，人中的作用远不至于此。我们最熟悉的是在许多情况下，当人昏迷不醒时，可以掐人中，使其复苏。

## ● 人中为许多经脉的汇聚之所

人中部位是经络交错、经气灌注的要地，与经脉的关系非常密切。如手阳明大肠经、足阳明胃经、足厥阴肝经、手太阳小肠经等经脉都直接循行于人中。由于经脉的络属关系，使人中与经脉及其相应的脏腑联系了起来。所以人体脏腑功能和气血津液的变化，可以通过人中的形态、色泽等的改变而反映出来。

## ● 从人体发生学角度看人中

从人体发生学角度来看，人中与子宫在发生学方面有一定的联系。因子宫的形态异常与中肾旁管的发育异常有关；而中肾旁管形成的时期，恰好是上唇（人中）形成的时期（胚胎生长的第6～7周）。如果此时期胚胎受到某种因素的影响，则中肾旁管的形成和上唇的形成，均可因遭受同一因素的影响而产生形态上的同步变异。因此，观察人中的改变可以反映男女泌尿系统及生殖系统的状况。

## ● 人中与所主病

《黄帝内经》中说："足太阴气绝，则脉不荣肌肉，舌萎，人中满。人中满，则唇反，肉先死也。甲笃乙死。"《脉经》中说："病患鼻下平者，胃病也；微赤者，病发痈；微黑者，有热；青者，有寒；白者不治。凡急痛暴厥，人中青者，为血实，宜决之。"又说："凡中风，鼻下赤黑相兼，吐沫而身直者，七日死。"

凡人胃中与前阴，病湿热腐烂，或淤血凝滞作痛者，往往人中见赤色小粟疮，或常见黑斑；如烟煤晦暗者，知其气络有相应也。

此外，我们还可以通过观察人中的色泽和形态来判断身体的病变。

# 人中全息图

## 经过人中的经脉

许多经络都从人中经过，如手阳明大肠经、足阳明胃经、手太阳小肠经等经脉都直接循行于人中，这使人中与经脉及其相应的脏腑联系了起来。

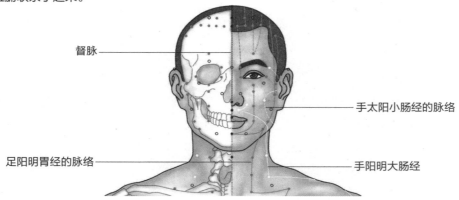

督脉

手太阳小肠经的脉络

足阳明胃经的脉络

手阳明大肠经

## 人中全息图与主治

人中全息图就像一个"头朝下的人体"。我们可以将人中沿人中沟分为上、中、下三段，三段又可分为三穴，所以共九穴。用针刺人中的不同穴位可治疗不同的病症。

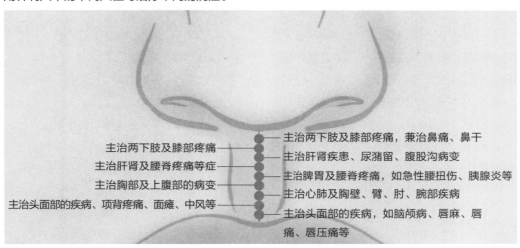

主治两下肢及膝部疼痛

主治肝肾及腰脊疼痛等症

主治胸部及上腹部的病变

主治头面部的疾病、项背疼痛、面瘫、中风等

主治两下肢及膝部疼痛，兼治鼻痛、鼻干

主治肝肾疾患、尿潴留、腹股沟病变

主治脾胃及腰脊疼痛，如急性腰扭伤、胰腺炎等

主治心肺及胸壁、臂、肘、腕部疾病

主治头面部的疾病，如脑颅病、唇麻、唇痛、唇压痛等

# ㉓ 唇与脏腑的分属

中医认为"脾开窍于口"。如《黄帝内经》中说："脾之合肉也，其荣唇也。"脾之华在唇，所以，脾的病变会在口部反映出来。足阳明胃经环绕口唇，所以诊口唇可知脾胃之病变。《素问·六节脏象论》中说："脾、胃、大肠、小肠、三焦、膀胱者，仓廪之本，营之居也，名曰器……其华在唇四白。"

口以开阖为用，为心之外候；饮食均从口入，四通八达，为脏腑之要冲。大肠之经脉挟口交于人中；肝络之脉络环唇内；冲脉络唇口；任脉至承浆；督脉上颐环唇。所以，"唇诊"通过形与色的变化、肌肉之荣枯、皮之薄厚等都可测知有关脏腑的功能状态。

如果从脏腑在唇部的分布来看，唇其实是一个翻转了（由上翻下）的"八卦图"，脏腑与唇为对应关系，脏腑在八卦方位上所占的区域就是唇相对应的部位。具体的对应关系如下：

将口微闭，自两口角画一条横线，再自人中沟经上下唇中央画一条垂直于两口角的竖线，将口唇分成四等份；再划两条过直角中点的斜线，将口唇分成八等份。每份为一个八卦方位，每个脏或腑被分配在一个方位上，然后根据每个方位的形态、色泽等来判断每个脏或腑的生理、病理变化。

1. 乾一：属肺、大肠。有肺热、发热的患者，多在口唇下方起疱疹。

2. 坎二：属肾、膀胱。急性肾炎的患者此处红紫，慢性肾炎的患者此处暗黑。

3. 艮三：属上焦、膈以上，胸背部、胸腔内脏器、颈项、头颅、五官。凡是上焦火旺的患者此处易起疱疹、口角溃烂。

4. 震四：肝胆区。凡是肝胆有湿热、淤热，肝胆火旺者，均在此区出现疱疹或肿胀、痛、痒等。

5. 巽五：属中焦。凡是中焦疾患（包括膈肌以下，肚脐以上，上肢部，腰背部及其内脏器官）均在此处有肿胀、疱疹等。

6. 离六：属心、小肠。凡心经有热、小肠经有热，会在鼻唇沟右侧起疱疹。

7. 坤七：属脾和胃。凡是脾、胃有病，均在此处出现疱疹或红肿。

8. 兑八：属下焦（包括脐水平以下的小腹部、腰骶部、盆腔、泌尿生殖系统）。凡是下焦有湿热、淤血者，均易在此处出现疱疹、肿胀、口角溃烂等。

# 唇八卦全息图

## 唇八卦全息图

根据唇部与八卦的对应，可以划分出唇的脏腑分区。如图所示：

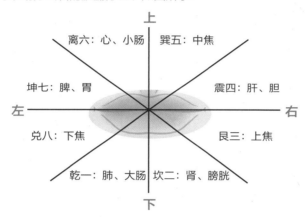

上

离六：心、小肠　　巽五：中焦

坤七：脾、胃　　　震四：肝、胆

左　　　　　　　　　　　　右

兑八：下焦　　　　　艮三：上焦

乾一：肺、大肠　坎二：肾、膀胱

下

## 口唇是身体健康的"晴雨表"

健康的唇应为淡红色，圆润饱满而不干燥，无溃疡、开裂等。当身体发生病变时，口唇会第一时间将其反映出来。把握口唇的颜色变化，也就是把握了自己的健康。

| 口唇颜色 | 征象 | 防治方法 |
| --- | --- | --- |
| 嘴唇为红色、深红色或紫红色 | 预示体内的火热比较旺盛，颜色越深，火热越旺盛。常见的不适有：牙痛、头痛、头晕、便秘、尿黄等 | 减少辛辣食物、糖类、鸡肉、羊肉等物质的摄入。将玄参30克，生地30克，麦冬30克，肉桂2克用水煎服 |
| 嘴唇为青黑色（紫）色 | 预示体内有比较明显的血淤气滞的情况。常见的不适有：胸闷、善太息、胸部偶有刺痛、做噩梦等 | 每天慢跑30分钟。每天喝一点醋，能起到活血化淤和改善心情的作用 |
| 嘴唇为淡白色 | 预示身体里的气血处于相对匮乏的状态。常见的不适有：乏力、困倦、背痛、性欲低下等 | 增加鱼肉、鸡肉、牛肉、羊肉、鸡蛋等高营养物质的摄入，不过度熬夜 |
| 嘴唇周围的皮肤泛起一圈黑色 | 预示身体内有湿气，也意味着肾和脾胃都开始亏虚了。常见的不适有：食欲下降、消化能力较差、下肢有沉重感、尿频等 | 尽量避免食用各种甜食，以及油腻、生冷食品等。饭后一定不要急于卧倒或是睡眠，每天用热水泡脚 |

# 24 耳与脏腑的分属

耳为肾之窍。手足少阳经之脉布于耳，手足太阳经、阳四经亦行于耳前后，所以说耳为"宗脉之所聚"。《素问·金匮真言论》中说："南方赤色，入通于心，开窍于耳。"可见耳诊可察知心脏功能。

据现代耳针疗法的研究发现，耳部还有脏腑与身体相关部位的区域划分以及人体内脏在耳部的分布区域是有规律的。经常按摩耳朵，有很好的保健效果。

● **根据相应部位取穴**

内脏器官、肢体等发生病变，在耳郭相应部位有压痛点（或反映点），可作为取穴的根据。例如胃病取胃穴，踝关节扭伤取踝穴等。也可用钝头探棒查找出压痛点。

● **根据中医理论辨证取穴**

根据中医的脏腑学说，肝与胆，心与小肠，肾与膀胱，脾与胃互为表里。因而肝病取胆穴，心脏病取小肠穴，肠炎取肺穴。根据"肝开窍于目，心开窍于舌，脾开窍于口（唇），肺开窍于鼻，肾开窍于耳"的中医理论，眼病取肝穴，中耳炎取肾穴，鼻炎取肺穴。根据"肝主筋，心主血，脾主肌肉，肺主皮毛，肾主骨"的理论，皮肤病取肺穴，骨科病取肾穴，肌肉病取脾穴。

● **根据西医理论取穴**

皮质下穴有调节大脑皮质的功能，因而神经系统的病症要取皮质下穴；交感穴有调节自主神经的功能，因而内脏出现病痛要取交感穴；平喘穴有调节呼吸中枢及抗过敏的功能，因而哮喘要取平喘穴。

● **根据临床经验取穴**

通过大量临床实践，总结了治疗疾病的有效耳穴。如眼穴、肝穴、脾穴能治疗麦粒肿；神门穴、皮质下穴、热穴及相应部位（如踝关节扭伤，相应部位的耳穴是踝穴）能治疗扭伤；颈椎穴、颈穴、神门穴、外生殖器穴能治疗落枕；枕穴、额穴、枕小神经穴、神门穴、皮质下穴能治疗头痛。

# 耳朵反射区

## 耳朵正面反射区

人的耳朵与全身各个部分都有一定的对应关系，所以，了解耳朵与人的身体各部分的对应关系，并经常按摩耳朵，对身体的保健有很好的效果。

## 耳朵背面反射区

耳朵就是一个脏腑图。认识了脏腑在耳朵的反射区，可以经常通过按摩耳朵来进行保健。

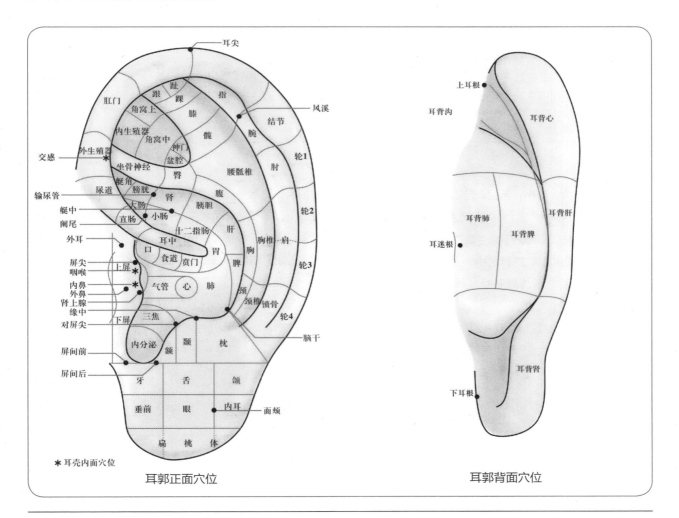

耳郭正面穴位

耳郭背面穴位

# 25 舌与脏腑的分属

中医认为，舌为心之窍，脾胃之外候。人体的五脏六腑通过经络和经筋的循行，直接或间接地与舌部有联系。如《灵枢·经脉》中说，"手少阴之别……循经入于心中，系舌本"；"厥阴者，肝脉也……而脉络于舌本也"；"脾足太阴之脉，上膈挟咽，连舌本，散舌下"；"肾足少阴之脉……循喉咙，挟舌本"。《灵枢·营卫生会》中说："上焦出于胃上口……上至舌，下足阳明。"《灵枢·经筋》中指出："足太阳之筋，其支者，别入结于舌本。"说明舌通过经脉、经别或经筋，与心、肝、脾、肾、胃、膀胱、三焦诸脏腑有着直接的联系。因为心主舌，心气通于舌，所以心与舌的联系最为密切。至于肺、胆、小肠、大肠等，与舌虽无直接联系，但手太阴肺经起于中焦，络于脾胃；足少阳胆经络于肝；手太阳小肠经与心互为表里；手阳明大肠经又连络于肺，故肺、胆、小肠、大肠等脏腑之经气，亦可间接联系于舌。由于舌与脏腑有这样千丝万缕的联系，才使舌能客观地反映出体内的各种生理、病理变化，显示出身体的外在表现和功能状态。可以说，舌蕴含了生命活动的内在信息，是反映人体信息的一个窗口。所以舌被认为是人体系统中包含它在内的整个信息贮存库的一个"全息元"。

舌分为舌尖、舌中、舌根、舌边四部分。中医在舌诊中又把舌体划分为"上、中、下三焦"，其中尖部为上焦，中部为中焦，根部为下焦。其脏腑分属，因心肺居上，故舌尖候心和肺；脾胃居中，舌中候脾胃；肝胆之脉布胁肋，故舌之两边候肝胆；肾居下焦，因而舌根候肾。

国外有学者通过针刺测量仪测量得出：躯体在舌的投影中，其上部相当于舌体前部，其下部相当于舌体的后部。这与中医将舌体的前、中、后部分别对应上、中、下三焦的理论是基本一致的。舌尖主心肺，舌中主脾胃，舌边主肝胆，舌根主肾。通过以舌的部位来候脏腑的理论，以观察舌上各部位的变化情况来测得五脏六腑、四肢九窍的病理变化，反映身体中气血、津液的输布状况，观测疾病的性质及病位所在，对临床具有重要的指导意义。

# 舌部的脏腑分区

## 舌部脏腑分区图

中医望诊时，望舌是关键的一步。了解舌的分区，以及舌与脏腑的关系，在面诊时很重要。

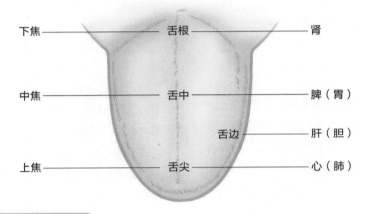

## 舌头的颜色与人体健康

舌色即舌头的颜色，一般可分为淡白、淡红、红、绛、紫、青几种。除淡红色为正常舌色外，其余的颜色都是主病之色。

| 舌 色 | 征 象 |
|---|---|
| 淡红舌 | 舌色白里透红，不深不浅，淡红适中，乃气血上荣之表现。说明心气充足，阳气布化，为正常舌色 |
| 淡白舌 | 舌色较为淡红或浅淡，甚至全无血色。是由于身体阳虚，生化阴血的功能减退，以致血液不能营运于舌中。主虚寒或气血双虚 |
| 红舌 | 舌色鲜红，较淡红舌之色深。是因热盛致气血沸涌，舌体脉络充盈，故主热证。可见于实证，或虚热证 |
| 绛舌 | 舌色深红，为较红舌的颜色更深浓之舌。主病有外感与内伤之分。在外感病为热入营血。在内伤杂病，为阴虚火旺 |
| 紫舌 | 紫舌是由于血液运行不畅及淤滞所致，主寒或热。热盛伤津，气血壅滞，多表现为绛紫而干枯少津；寒凝血淤或阳虚生寒，舌淡紫或青紫且湿润 |
| 青舌 | 舌色如皮肤暴露之"青筋"，全无红色。阴寒邪盛，阳气郁而不宣，血液凝而淤滞，故舌色发青。主寒凝阳郁，或阳虚寒凝，或内有淤血 |

# 26 牙齿与脏腑的分属

现代解剖学将牙齿分为切牙、尖牙、前磨牙、磨牙。形态和功能的不同，决定了牙齿各部位所属脏腑的不同：上切牙属心；下切牙属肾；上尖牙及前磨牙属胃；下尖牙及前磨牙属脾；上左磨牙属胆；下左磨牙属肝；上右磨牙属大肠；下右磨牙属肺。明确了齿诊的脏腑部位分属，对临床诊断有一定的指导意义。

关于牙齿与脏腑的联系，《黄帝内经》明确指出的有胃、大肠二经，如"大肠手阳明之脉……其支者，从缺盆上颈，贯颊，入下齿中……胃足阳明之脉，起于鼻，上交齿中，旁纳太阳之脉，下循鼻外，入上齿中"。

张颖清的《生物全息律》中说："生物体每一个相对独立的部分，在化学组成的模式上都与整体相同，是整体成比例的缩小。"牙齿是人体中相对独立的部分，也应是人体成比例的缩小版。所以，它不仅和胃、大肠有密不可分的关系，也和人体的其他脏腑密切相关。如手阳明经"入下齿中"，足阳明经"入上齿中"，手阳明别络"遍齿"，手少阳之筋"支者上曲牙"，足阳明经"循牙车"，手阳明、足太阳经有"入龈遍齿者"。又齿为骨之余，而肾主骨，故《杂病源流犀烛》曰："齿者，肾之标，骨之本也。"说明肾与牙齿关系密切。《黄帝内经》中不仅肯定了牙齿与肾气、精髓、手足阳明经脉等脏腑经络在生理上的联系，而且观察到了胃火牙痛、肾虚、齿松、齿脱等牙齿与脏腑在病理上的联系。温病学家叶天士更丰富发展了这一诊断方法，《外感温热篇》第三十一条中提到，牙齿"上半截润，胃津养之，下半截燥，由肾水不能上滋其根，而心火灼……"可见，一颗牙齿也能粗略地反映出人体各脏腑的信息。

与牙齿连接的是牙龈，牙龈上为足阳明胃脉所贯络，下为手阳明大肠脉所贯络。通过观察牙龈的色泽和荣枯变化，也可以作为诊断的依据。

# 牙齿与脏腑的分属关系

## 牙齿与脏腑的分区

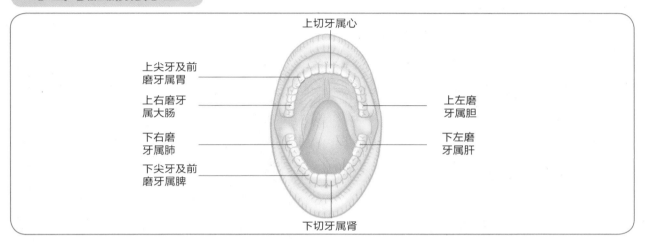

上切牙属心

上尖牙及前磨牙属胃

上右磨牙属大肠

上左磨牙属胆

下右磨牙属肺

下左磨牙属肝

下尖牙及前磨牙属脾

下切牙属肾

## 牙龈反射区

牙齿与脏腑的关系主要靠牙龈来联系，下图中所示的牙龈反射区将牙齿与全身联系了起来。认识这些区域，可以很好地把握身体的健康状况。

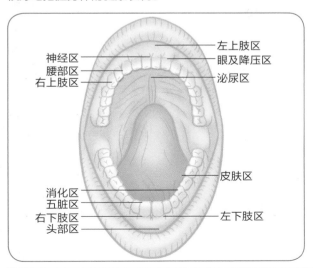

神经区
腰部区
右上肢区
左上肢区
眼及降压区
泌尿区
皮肤区
消化区
五脏区
右下肢区
头部区
左下肢区

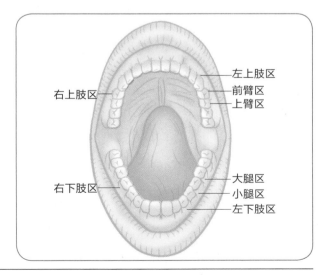

右上肢区
左上肢区
前臂区
上臂区
右下肢区
大腿区
小腿区
左下肢区

● **面色赤色**
面色赤一般主热，具体到不同的热证又有不同

● **面色青色**
面色青主寒、主痛、主风、主肝病，是病重的表现

● **面色黄色**
面色黄主热、主湿、主虚，是脾虚湿蕴的象征

● **面色白色**
面色白主寒、主气血虚，是阳气不足的表现

● **面色黑色**
面色黑主虚、主寒、主淤血，具体的病症又有不同
表现

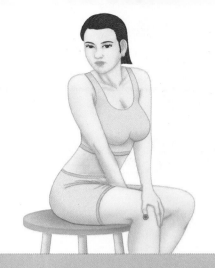

# 第四章

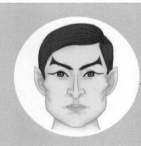

## 病容：疾病发出的信号

　　"病色"可分为白、黄、赤、青、黑五种，所以古人通过审察面部的色泽变化，来测知五脏六腑的变化，这一方法被称为"面部五色诊法"。不同病色分别见于不同脏腑和不同性质的疾病。面部不同部位五色的变化，其色调并不完全相同，意义也不尽一致，但其基本原理是相同的。

# 27 面色赤色 主热

面色赤一般主热，具体到不同的热证又有不同。

面色赤色为暑热之色，同手少阴经之色，心包络、小肠之色。主热证。赤色严重为实热，微赤为虚热。因气血得热则行，热盛而血脉充盈，血色上荣，所以面色赤红。

热证有虚实之别。实热证，满面通红；虚热证，仅两颧嫩红。此外，若在病情危重之时，面红如妆者，多为戴阳证，是精气衰竭，阴不敛阳，虚阳上越所致。

满面通红，多为阳盛之外感发热，或脏腑实热；若两颧潮红娇嫩，则属阴虚火旺的虚热证。

久病及重病患者，面色苍白，却时而面色泛红如妆，嫩红带白，游移不定，多为虚阳浮越之戴阳证。此症属于真寒假热之危重症候。

两颊微赤，环绕眼睛鼻子而青的，是恶寒发热；颊赤面青的，为寒热往来；面赤而光的，为上热下寒；面赤而郁的，为下热上寒；面赤如醉的，为胃热。

小儿发热，面赤气粗，涕泪交流，四肢末端独冷，战栗恶寒，是将发痘疹；小儿夜啼，面赤唇红，身腹俱热，小便不利而烦躁的，是心热；鼻红燥者为脾热。

孕妇头赤者，必难产；产后发热，面正赤，喘而头痛的，为中风。

面赤咽干，频频咳嗽，痰黄，黏稠，气秽，是热咳；太阳红黑，面如桃色，多为痢疾；年寿赤光者，多生脓血。年寿明堂赤者，多为疝气；颧上起红点如火者，男为痔疮，女为难产；乍赤乍白乍黑者，多为狐惑病；面赤斑斑如锦纹，咽喉痛，吐脓血，是阳毒之为病；面唇舌紫黯者，多为中毒。

面赤目白气喘者，为火克金；肺病见赤色，多属难治。《望诊遵经》中说："面赤目白，忧恚思虑，心气内索，面色反好者，不过十日死。"《脉经》中也说："十日定存亡。"

中风面赤如妆者，不可治。"耳目颧颊皆赤者，死在五日中。""赤色出于颧，大如拇指者，虽病少愈，必卒死。"面上忽见红点者，或热病汗不出、大颧发赤而哕者，或虚极面赤、发喘痰多、身热水肿、溏泄不食、脉紧者，皆为死证。

# 不同病症引起的面色发红

## 不同病症的面色红

面色红一般主热证，有虚证和实证之别。出现不同病症时，面色红的程度和表现也不一样。

| 病　症 | 表　现 |
| --- | --- |
| 高血压 | 部分人由于面部的毛细血管扩张而显得"红光满面" |
| 结核病 | 由于低热，面部两侧呈现绯红色，特别以午后为甚 |
| 红斑狼疮 | 面颊上出现对称的蝶形红斑 |
| 心脏病 | 赤色见于颊（面颊及腮）上 |
| 煤气中毒 | 面部泛出樱桃红色 |
| 面色通红，伴有口渴甚至抽搐 | 常见于急性感染所引起高热疾病的患者 |

## 推荐的养心食物

根据五行的对应关系，红色对应心。面色红多与心有关。心主血脉。心气能推动血液的运行，而面部又是血脉最为丰富的部位，心脏功能的盛衰都可以通过面部的色泽表现出来。下面向大家推荐几种养心的食物，如苦菜、大头菜、红枣等都是很好的养心食物。

苦瓜：所含的苦味素能增进食欲，清心解毒

| 维生素（每100克的含量） | | | | | | | | | | |
| --- | --- | --- | --- | --- | --- | --- | --- | --- | --- | --- |
| A(微克) | B<sub>2</sub>(毫克) | C(毫克) | K(微克) | 叶酸(微克) | 烟酸(毫克) | B<sub>1</sub>(毫克) | B<sub>6</sub>(毫克) | E(毫克) | 胡萝卜素（毫克） | 泛酸（毫克） |
| 10 | 0.04 | 125 | 41 | 72 | 0.3 | 0.07 | 0.06 | 0.85 | 0.06 | 0.37 |

| 热量(焦耳) | 三大营养素（每100克的含量） | | | 膳食纤维(克/100克) | 矿物质（每100克的含量） | | | | | | | | |
| --- | --- | --- | --- | --- | --- | --- | --- | --- | --- | --- | --- | --- | --- |
| | 蛋白质(克) | 脂肪（克） | 碳水化合物(克) | | 钙(毫克) | 磷(毫克) | 钠(毫克) | 锌(毫克) | 铜(毫克) | 铁(毫克) | 钾(毫克) | 镁(毫克) | 硒(微克) |
| 75362 | 1.2 | 0.1 | 3 | 1.5 | 34 | 36 | 1.8 | 0.29 | 0.06 | 0.6 | 200 | 18 | 0.36 |

百合：含有的黏液质具有清热润燥、滋阴抑阳的作用

| 维生素（每100克的含量） | | | | | | | |
| --- | --- | --- | --- | --- | --- | --- | --- |
| B<sub>1</sub>(毫克) | B<sub>6</sub>(毫克) | E(毫克) | 叶酸（微克） | B<sub>2</sub>(毫克) | C(毫克) | 生物素（微克） | 泛酸（毫克） |
| 0.08 | 0.12 | 0.5 | 77 | 0.07 | 9 | 212 | 0.7 |

| 热量(焦耳) | 三大营养素（每100克的含量） | | | 膳食纤维(克/100克) | 矿物质（每100克的含量） | | | | | | | | |
| --- | --- | --- | --- | --- | --- | --- | --- | --- | --- | --- | --- | --- | --- |
| | 蛋白质(克) | 脂肪（克） | 碳水化合物(克) | | 钙(毫克) | 磷(毫克) | 钠(毫克) | 锌(毫克) | 铜(毫克) | 铁(毫克) | 钾(毫克) | 镁(毫克) | 硒(微克) |
| 523350 | 4 | 0.1 | 28.3 | 5.4 | 9 | 71 | 1 | 2.38 | 0.32 | 1 | 740 | 34w | 2 |

# 28 面色青色 主寒 / 主痛 / 主风 / 主肝病

面色青一般是疾病较为严重时出现的病色。

面色青主寒证、痛证、淤血证、惊风证、肝病。青色为经脉阻滞，气血不通之象。寒主收引，主凝滞；寒盛而留于血脉，则气滞血淤，故面色发青。经脉气血不通，不通则痛，故痛也可见青色。肝病气机失于疏泄，气滞血淤，也常见青色。肝病血不养筋，则肝风内动，故惊风（或欲作惊风），其色亦青。

## ● 头痛面色青

面颊青黄，眩晕欲吐，属厥阴、太阴为病，多为痰厥头痛。

## ● 血行不畅面色青

心阳不振，血行不畅，心血淤阻，以致心胸刺痛或闷痛，可见面色青灰，口唇青紫。《形色外诊简摩·伤寒面部五色应证篇》中曰："凡面青唇青者，阴极也。"《望诊遵经·青色主病条目》中说："青而紫者，恶血也。淤血上冲，中心闷乱，色青者，死证也。"

厥阴热厥，血热而壅滞，气滞而不通；亦有唇面爪甲青紫而脉伏者，细按其脉，必附骨有力。可见青主淤血，并非皆寒。

## ● 风寒入肺面色青

小儿面青，咳喘气逆，昼夜不息，是风寒入肺。小儿面青肢寒，目陷干呕，利下如水，是夏月积冷，胃气虚弱。小儿夜啼，面色青白，手足俱冷，不欲吮乳，屈腰不伸，是为脾寒。面色青或兼白者，多阳虚阴盛；面色青白，形瘦如柴者，元气衰弱；脉涩面青，营气不足。目下色青，或为胃寒，或多忧惊，或多色欲劳伤，或精神不爽，及夜未睡。

## ● 肝强脾弱面色青

女性面青，必肝强脾弱，少食多怒，或月经不调。

总之，色青主肝病，实则可能见到两胁下痛引少腹，善怒；虚则目无所见，耳无所闻，恐惧得就像有人要逮捕他一样；气逆则出现头痛、颊肿等症。

# 面色青与其征象

## 面色青与其征象

面色青的程度分别体现出了不同的含义。把握面色的细微变化，可以及时把握身体的健康程度。

| 面色 | 征象 |
| --- | --- |
| 面色青白 | 多见于阴寒内盛，气血凝滞。常见风寒头痛或里寒腹痛 |
| 面色发青 | 以鼻柱、眉间、口唇为甚，在小儿高热时为惊风之兆 |
| 面色青紫 | 多见于周围循环衰竭、心力衰竭、呼吸系统疾病引起的缺氧及某些内脏剧痛类疾病，如心绞痛和胆绞痛等 |

## 推荐的养肝食物

根据五行的对应关系，青色与肝对应。面色青多与肝有关。肝主藏血，主疏泄，能调节血流量和调畅全身气机，使气血平和，让面部的血液运行充足，表现为面色红润有光泽。下面向大家推荐几种养肝的食物，如橘子、橄榄、柠檬、葡萄、芒果、石榴等，它们都是很好的养肝食物。

**橘子：丰富的维生素C可预防胆结石**

| 维生素（每100克的含量） | | | | | | | | | | | |
| --- | --- | --- | --- | --- | --- | --- | --- | --- | --- | --- | --- |
| A(微克) | B$_2$(毫克) | C(毫克) | 生物素（微克） | 胡萝卜素（毫克） | 泛酸（毫克） | B$_1$(毫克) | B$_6$(毫克) | E(毫克) | P（微克） | 叶酸(毫克) | 烟酸(毫克) |
| 27 | 0.04 | 33 | 61 | 0.16 | 0.28 | 0.05 | 0.06 | 0.56 | 500 | 34 | 0.3 |

| 热量（焦耳） | 三大营养素（每100克的含量） | | | 膳食纤维（克/100克） | 矿物质（每100克的含量） | | | | | | | | |
| --- | --- | --- | --- | --- | --- | --- | --- | --- | --- | --- | --- | --- | --- |
| | 蛋白质（克） | 脂肪（克） | 碳水化合物(克) | | 钙(毫克) | 磷(毫克) | 钠(毫克) | 锌(毫克) | 铜(毫克) | 铁(毫克) | 钾(毫克) | 镁(毫克) | 硒(微克) |
| 196780 | 0.8 | 0.2 | 10.5 | 0.6 | 20 | 22 | 1.2 | 0.14 | 0.03 | 0.4 | 159 | 14 | 0.31 |

**葡萄：含丰富葡萄糖及维生素，保肝效果尤佳**

| 维生素（每100克的含量） | | | | | | | | | | |
| --- | --- | --- | --- | --- | --- | --- | --- | --- | --- | --- |
| A(毫克) | B$_2$(毫克) | C(毫克) | 生物素（微克） | 叶酸(微克) | 烟酸（毫克） | B$_1$(毫克) | B$_6$(毫克) | E(毫克) | 胡萝卜素（毫克） | 泛酸（毫克） |
| 5 | 0.03 | 4 | 44 | 4 | 0.2 | 0.05 | 0.04 | 0.34 | 0.13 | 0.1 |

| 热量（焦耳） | 三大营养素（每100克的含量） | | | 膳食纤维（克/100克） | 矿物质（每100克的含量） | | | | | | | | |
| --- | --- | --- | --- | --- | --- | --- | --- | --- | --- | --- | --- | --- | --- |
| | 蛋白质（克） | 脂肪（克） | 碳水化合物(克) | | 钙（毫克） | 磷（毫克） | 钠（毫克） | 锌（毫克） | 铜（毫克） | 铁（毫克） | 钾（毫克） | 镁（毫克） | 硒（微克） |
| 16747 | 0.3 | 0.4 | 0.2 | 1.8 | 11 | 7 | 0.5 | 0.02 | 0.1 | 0.2 | 124 | 6 | 0.5 |

# ㉙ 面色黄色 主热 / 主湿 / 主脾虚

面部黄色为湿土之色、脾胃之色、足太阴经之色。为风，为热，主虚证、湿证。黄色乃脾虚湿蕴之象。脾失健运、水湿内停、气血不充，致使肌肤失于充养，所以面色发黄。

面色淡黄憔悴被称为"萎黄"，多属脾胃气虚，为营血不能上荣于面部所致；面色发黄而且虚浮，称为"黄胖"，多属脾虚失运，为湿邪内停所致；黄而鲜明如橘皮色者，属阳黄，为湿热熏蒸所致；黄而晦暗如烟熏者，属阴黄，为寒湿郁阻所致。

## ● 久病色黄能食者，属内热

面目悉黄，有潮热者为胃热。面黄目赤，季胁痛满，或色黄而肉蠕动者，为脾热。鼻端色黄，腠理开，汗大泄，体痒淫淫如鼠走者，是肌痹不已，内舍于脾。黄而枯癯，多是胃病虚热。黄而枯燥，为热伤津液。黄而昏暗，多是津液消耗。黄而色淡，多是胃病虚寒。黄而兼白，多为脾胃虚寒。黄而兼青，多为脾虚泄泻。黄白无泽，多为脾肺气虚。面色淡黄，枯槁无光，称为萎黄，多是脾胃气虚，气血不足所致。面黄虚浮，称为黄胖，多是脾气虚弱，湿邪内阻所致。黄而虚肿食少者，虚极也。

## ● 面黄发热，身重痛，为湿邪在表

面黄润而微者，多为湿热。黄而昏滞者，多寒湿。

面目爪甲，一身俱黄，为黄疸。面红黄，鲜明如橘子色者，属阳黄，为湿热熏蒸之故。面暗黄，如烟熏者，属阴黄，为寒湿郁阻，胆液外溢之故。面黄白，肿连眼胞，食谷即眩者，为谷疸。黄而昏黑，目睛黄者，为女劳疸、酒疸。

## ● 面黄肌瘦，精神倦怠，食少腹胀者，为虚胀

若面苍黄，腹筋起而胀，或面萎黄，脸有红点、血丝如蟹爪者，多为鼓胀，或因脾虚肝郁，或因食积虫积，或因血淤水停。面黄大便黑，善忘如狂，或少腹硬满，小便自利，为内有蓄血而发黄。黄兼青紫，淤血在胃，胁内有块。

总之，黄色主脾胃病，可见身重，肌萎，行善瘈，脚下痛；虚则腹满，肠鸣飧泄，食不化；腹胀，胃脘当心而痛；上肢两胁膈咽不通，饮食不下等。

# 面色黄及其征象

## 面色黄及其征象

根据面色黄的程度不同，分别有不同的含义。把握面色的细微变化，可以及时把握身体的健康程度。

| 面色 | 征象 |
|---|---|
| 黄色鲜明 | 色如金色属湿热，为阳黄。多见于急性黄疸型传染性肝炎、急性胆囊炎、胆石症及中毒性肝炎 |
| 黄色晦暗 | 色黄如土，少光泽，属寒湿，为阴黄。多见于肝硬化、肝癌、胰头癌等 |
| 面色淡黄 | 干枯或虚肿，同时见口唇苍白；但巩膜不黄，为萎黄，是脾胃气虚之象，也是黄肿病的表现。多是失血或大病之后气血亏耗或寄生虫病等所致 |

## 推荐的养脾食物

根据五行的对应关系，黄色与脾对应，面色黄多与脾有关。脾为气血生化之源。脾胃功能健运，则气血旺盛；见面色红润，肌肤弹性良好。下面向大家推荐几种养脾的食物，如西红柿、蘑菇、胡萝卜、土豆、山药、南瓜、苹果、香蕉等，都是很好的养脾食物。

**西红柿：以其丰富的营养素备受瞩目**

| 维生素（每100克的含量） | | | | | | | | | | | |
|---|---|---|---|---|---|---|---|---|---|---|---|
| A（微克） | $B_2$（毫克） | C（毫克） | K（微克） | 胡萝卜素（毫克） | 泛酸（毫克） | $B_1$（毫克） | $B_6$（毫克） | E（毫克） | P（微克） | 叶酸（毫克） | 烟酸（毫克） |
| 92 | 0.03 | 8 | 4 | 0.37 | 0.17 | 0.03 | 0.08 | 0.57 | 700 | 22 | 0.6 |

| 热量（焦耳） | 三大营养素（每100克的含量） | | | 膳食纤维（克/100克） | 矿物质（每100克的含量） | | | | | | | | |
|---|---|---|---|---|---|---|---|---|---|---|---|---|---|
| | 蛋白质（克） | 脂肪（克） | 碳水化合物(克) | | 钙（毫克） | 磷（毫克） | 钠（毫克） | 锌（毫克） | 铜（毫克） | 铁（毫克） | 钾（毫克） | 镁（毫克） | 硒（微克） |
| 62802 | 0.9 | 0.2 | 3.54 | 0.5 | 10 | 24 | 5 | 0.13 | 0.06 | 0.8 | 191 | 9 | 0.15 |

**南瓜：含有许多可对抗癌细胞的维生素及膳食纤维**

| 维生素（每100克的含量） | | | | | | | | | | | |
|---|---|---|---|---|---|---|---|---|---|---|---|
| A（毫克） | $B_1$（毫克） | $B_2$（毫克） | C（毫克） | K（微克） | 叶酸（微克） | 烟酸（毫克） | $B_1$（毫克） | $B_6$（毫克） | E（毫克） | 胡萝卜素（毫克） | 泛酸（毫克） |
| 8 | 0.04 | 6 | 10 | 0.26 | 29 | 0.03 | 0.08 | 0.20 | 0.1 | 0.3 | 0.3 |

| 热量（焦耳） | 三大营养素（每100克的含量） | | | 膳食纤维（克/100克） | 矿物质（每100克的含量） | | | | | | | | |
|---|---|---|---|---|---|---|---|---|---|---|---|---|---|
| | 蛋白质（克） | 脂肪（克） | 碳水化合物(克) | | 钙（毫克） | 磷（毫克） | 钠（毫克） | 锌（毫克） | 铜（毫克） | 铁（毫克） | 钾（毫克） | 镁（毫克） | 硒（微克） |
| 92111 | 0.7 | 0.1 | 4.5 | 0.8 | 16 | 24 | 0.8 | 0.14 | 0.03 | 0.4 | 287 | 8 | 0.46 |

# ㉚ 面色白色 主寒／主气血虚

面部白色为燥金之色，同手太阴经之色，肺与大肠之色。主寒证、虚证、脱血、夺气。白色为气血虚弱，不能荣养身体的表现。阳气不足，气血运行无力，或耗气失血，致使气血不充，血脉空虚，均可呈现为白色。

## ● 面色白，主寒

里寒证，在剧烈腹痛或战栗时，可见面色苍白。肺胃虚寒，亦可见面色淡白。㿠白虚浮，或苍白，或晦暗，多为阳虚。突然面色苍白，或色白不泽，伴冷汗淋漓，多为阳气暴脱。面色淡白，肠鸣腹胀，泄泻澄澈清冷，腹痛肢冷者，为中寒泄泻。面㿠白，痰多清稀，鼻流清涕者，是为寒嗽。

## ● 面色白，主虚

面白少泽，淡白或㿠白，多为气虚，或气血俱虚。色白不泽，气不足者，夺血夺气，脱津液也。白而淡黄，气不足者，或白而微青，或臂多青脉，或鼻头色白，或面无血色，或黄白如鸡皮，皆为失血、脱血。㿠白浅淡，非脱血，即心不养血。男子脉虚沉弦，无寒热，短气里急，小便不利，面色白，时目瞑兼衄，少腹满者，此为痨。曲运神机，面无血色，惊悸，盗汗，梦遗，甚则心痛，咽肿，此为心劳。女性饮食减少，

面无光色，腹中冷痛，经候不调，呼吸少气无力者，为劳冷、虚损。崩中面目脱色，唇干口燥者，是虚极乏气也。色白干燥，饮食不为肌肤者，为血气脱。妇人难产，面无颜色，气欲绝者，为血气上抢心也。咳嗽病，面色皎白，呼吸张口，短气者，是肺痿吐沫；若以手按之绵软者，为气虚有痰。

## ● 面色白，主肺病

面色淡白，时咳短气，多汗恶风，为"肺风"。"肺风"发则面白，咳唾脓血，上气奄然而极。色白，脉喘而浮，上虚下实，有积气在中，喘而虚，名曰"肺痹"。饮食不为肌肤，咳脱血，色白不泽，其脉空虚，口唇见赤色，为脉痹不已，复感于邪，内舍于心也。色白脉浮，按之辟易，胁下时痛，与背相引，善忘少气，目瞑皮寒；皮中时痛时痒，如虿缘针刺之状，冬愈夏剧者，为"肺积"之证也。面上有白点者，多为"虫积"。

# 面色白及其征象

## 面色白及其征象

根据面部白色程度的不同，分别有不同的含义。把握面色的细微变化，有助于及时掌握身体的健康程度。

| 面　色 | 征　象 |
|---|---|
| **面色发白且虚浮** | 多属阴虚，常见于慢性肾炎、哮喘、甲状腺功能减退的患者 |
| **面色淡白无华** | 多属血虚，常见于贫血患者 |
| **面色苍白** | 多见于阳气暴脱的急性病。如大出血、休克引起的血容量急剧下降，以及剧烈的疼痛 |
| **面色灰白** | 多见于铅中毒、肠内寄生虫病（面部灰白，兼见白点或白斑） |

## 推荐的养肺食物

根据五行的对应关系，白色与肺对应。面色白多与肺有关。肺主皮毛，主宣发肃降。肺功能健运，则气血运行顺畅，见面色及皮肤红润，毛孔开阖有度。下面向大家推荐几种养肺的食物，如白萝卜、生姜、银耳、甘蔗、蜂蜜、韭菜、梨、枇杷、荸荠等，它们都是很好的养肺食物。

**生姜：具有卓越的散寒发汗、化痰止咳功能，还能治疗感冒**

| 维生素（每100克的含量） | | | | | | | | | |
|---|---|---|---|---|---|---|---|---|---|
| A（微克） | $B_2$（毫克） | C（毫克） | 胡萝卜素（毫克） | 泛酸（毫克） | $B_1$（毫克） | $B_6$（毫克） | E（毫克） | 叶酸（毫克） | 烟酸（毫克） |
| 30 | 0.04 | 5 | 0.18 | 0.6 | 0.01 | 0.13 | 0.02 | 8 | 0.4 |

| 热量（焦耳） | 三大营养素（每100克的含量） | | | 膳食纤维（克/100克） | 矿物质（每100克的含量） | | | | | | | | |
|---|---|---|---|---|---|---|---|---|---|---|---|---|---|
| | 蛋白质（克） | 脂肪（克） | 碳水化合物(克) | | 钙（毫克） | 磷（毫克） | 钠（毫克） | 锌（毫克） | 铜（毫克） | 铁（毫克） | 钾（毫克） | 镁（毫克） | 硒（微克） |
| 276329 | 1.5 | 1.5 | 11.5 | 2.2 | 46 | 42 | 28.2 | 0.34 | 0.1 | 2.1 | 387 | 44 | 0.56 |

**韭菜：含丰富的维生素和微量元素，有助于提高人体的免疫力**

| 维生素 | | | | | | | | | |
|---|---|---|---|---|---|---|---|---|---|
| A（毫克） | $B_2$（毫克） | C（毫克） | K（微克） | 泛酸（毫克） | $B_1$（毫克） | $B_6$（毫克） | E（毫克） | 胡萝卜素（毫克） | 泛酸（毫克） |
| 1332 | 0.13 | 15 | 180 | 0.6 | 0.06 | 0.16 | 2.06 | 7.99 | 0.8 |

| 热量（焦耳） | 三大营养素（每100克的含量） | | | 膳食纤维（克/100克） | 矿物质（每100克的含量） | | | | | | | | |
|---|---|---|---|---|---|---|---|---|---|---|---|---|---|
| | 蛋白质（克） | 脂肪（克） | 碳水化合物(克) | | 钙（毫克） | 磷（毫克） | 钠（毫克） | 锌（毫克） | 铜（毫克） | 铁（毫克） | 钾（毫克） | 镁（毫克） | 硒（微克） |
| 66989 | 2.7 | 0.4 | 0.3 | 1.6 | 48 | 38 | 27 | 0.31 | 0.08 | 1.3 | 290 | 29 | 1.38 |

# ㉛ 面色黑色 主虚／主寒／主痛／主淤血

面部黑色分正常的黑色和不正常的黑色。正常的黑色有的是与生俱来，终生不变的；有的是受日光照射而变化来的。除此之外的黑色则为病色。

面部，黑色主肾虚证、水饮证、寒证、痛证及淤血证。黑为阴寒水盛之色。由于肾阳虚衰，水饮不化，气化不行，阴寒内盛，血失温养，经脉拘急，气血不畅，故面色黧黑。

## ● 颧与脸颊黑为肾虚

面黑，干焦而齿槁，多为虚火灼阴，肾精久耗。凡黑而暗淡者，不论病之新久，都属于阳气不振。面黑目白，或面黑目青，是肾气内伤。若吐泻之后，面黑气喘，肢厥冷汗，肢体抽搐，不省人事，元气不接，则为脱阳之证。

## ● 面色惨然青黑，多为体内寒

身冷反躁，欲投井中；唇青面黑；渴欲饮水，水入即吐；大便自利；脉伏或沉细而疾，此为伤寒，阴盛格阳。若惨黑带紫者，为时疫邪盛；鼻孔干燥，黑如煤烟者，为"阳毒"热深；鼻出冷气，滑而黑者，是"阴毒"冷极。如果羸瘦弱甚，肢体烦痛，面目淤黑，忧恚不乐，此为久虚不能食，冷结脐下。

## ● 黑如烟煤者，多为中恶腹痛

耳前黑者，多为疝痛。身瘦，面晦暗如铅色；胃脘痛，按之痛而坚，吐出淤血色黑；食时则痛，如咬如焚，食后痛止，此为"胃痈"，痈在上口；若食时不痛，食后则痛者，痈在下口。腰痛而面色忽红忽黑者，为心肾交争的难治之证。妇人面黑无颜色，皮肉相连，月经失度，小腹弦急；或绞痛至心，两胁肿胀，食不生肌肤，当病崩中漏下且腐臭。

## ● 面色黧黑而肌肤甲错，属淤血

苍黑而枯槁者，多为"血涸"。血凝目下，状如豚肝者，是寒厥相逐，为热所壅。脉不通，血不流，发不泽，面黑如漆叶者，是血先死，为手少阴气绝之证。

# 面色黑及其征象

## 面色黑与其征象

根据面色黑的程度，所主的病症也不一样。只有善于把握面色的变化，才能把握身体的变化。

| 面色 | 征象 |
|---|---|
| 面色黧黑 | 多为长期的慢性疾病，肾精亏损。如肾上腺皮质功能减退、慢性肾功能衰竭等 |
| 面色青黑 | 多见于寒凝淤阻、剧烈疼痛 |
| 面色灰黑，有紫点 | 常见于症瘕积聚、心肺血脉淤滞。如肝硬化、肝癌、慢性心肺功能不全等 |

## 推荐的养肾食物

根据五行的对应关系，黑色对应肾。面色黑多与肾有关。肾主藏精。肾精充盈，肾气旺盛时，五脏的功能才能正常运行。这里向大家推荐几种养肾的食物，如黑米、黑木耳、黑芝麻等都是很好的养肾食品。

**黑米：以其滋阴、补肾、养血之功，被称为"补血米"**

| 维生素（每100克的含量） | | | | | | | |
|---|---|---|---|---|---|---|---|
| A（微克） | B₁（毫克） | B₂（毫克） | C（毫克） | E（毫克） | 胡萝卜素（毫克） | 烟酸（毫克） | 视黄醇当量（微克） |
| 0 | 0.33 | 0.13 | 0 | 0.22 | 1.6 | 7.9 | 14.3 |

| 热量（焦耳） | 三大营养素（每100克的含量） | | | 膳食纤维（克/100克） | 矿物质（每100克的含量） | | | | | | | | |
|---|---|---|---|---|---|---|---|---|---|---|---|---|---|
| | 蛋白质（克） | 脂肪（克） | 碳水化合物(克) | | 钙（毫克） | 磷（毫克） | 钠（毫克） | 锌（毫克） | 铜（毫克） | 铁（毫克） | 钾（毫克） | 镁（毫克） | 硒（微克） |
| 1393272 | 9.4 | 2.5 | 68.3 | 3.9 | 12 | 147 | 7.1 | 3.8 | 0.15 | 1.6 | 256 | 147 | 3.2 |

**黑木耳：含丰富的铁元素，可养血驻颜**

| 维生素（每100克的含量） | | | | | | | | | | | |
|---|---|---|---|---|---|---|---|---|---|---|---|
| A（毫克） | B₂（毫克） | B₁₂（毫克） | D（微克） | 胡萝卜素（毫克） | 泛酸（毫克） | B₁（毫克） | B₆（毫克） | C（毫克） | E（毫克） | 叶酸（微克） | 烟酸（毫克） |
| 18 | 0.25 | 2.6 | 970 | 0.11 | 1.37 | 0.05 | 0.1 | 2 | 1.26 | 76 | 5.3 |

| 热量（焦耳） | 三大营养素（每100克的含量） | | | 膳食纤维（克/100克） | 矿物质（每100克的含量） | | | | | | | | |
|---|---|---|---|---|---|---|---|---|---|---|---|---|---|
| | 蛋白质（克） | 脂肪（克） | 碳水化合物(克) | | 钙（毫克） | 磷（毫克） | 钠（毫克） | 锌（毫克） | 铜（毫克） | 铁（毫克） | 钾（毫克） | 镁（毫克） | 硒（微克） |
| 837360 | 10 | 1.7 | 36.2 | 33.7 | 62 | 369 | 78.6 | 4.11 | 0.08 | 2.6 | 987 | 54 | 2.95 |

本章看点

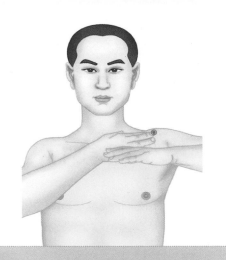

# 实践篇：
# 应用面诊

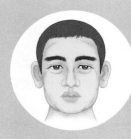

## 第五章
### 望头诊病

　　头位于人体的最高位，主管人的思维活动，是人体的"总司令部"。头为五体之尊，百骸之长。医学认为，人身中的十二经脉，三百六十五络，其血气皆上于面而走空窍，所以头为"诸阳之会"。观头部能知体内气血之虚实。

# ㉜ 少白头 肾气不足 / 肝郁气滞

头发早白，是指青少年或中年时期头发过早变白的症状，我们一般称之为"少白头"。正常人从三十五岁开始，毛发中的色素细胞开始衰退。所以，中年人出现少量白发，老年人头发变白，都属于正常的生理现象。

## ● 自我检视

①肝肾亏损，会引起头发由花白逐渐至全白，有的人的头发甚至会稀疏脱落。患者常出现头晕耳鸣，腰膝酸软，夜尿频数，舌质淡红，脉沉而细弱等症状。②营血虚热，会引起头发多呈花白，头皮有较多白屑脱落的现象；或见消瘦，心悸，失眠，记忆力减退，舌质红，脉细数。③肝郁气滞，会出现短时间内头发突然大量变白，情志抑郁，胸闷易怒，经常叹气，不思饮食，舌质红，脉弦数的现象。

## ● 找准病因是关键

①肝肾亏损属于虚证。肝肾亏损会导致头发早白，或由于先天禀赋不足，肝肾素亏；或因房劳过度，损伤肝肾精血，导致头发不荣，过早变白。②营血虚热属于

虚证，多是因为思虑过度，劳伤心血，血虚生热，虚热熏灼，头发失养。③肝郁气滞多因忧愁思虑过度，或受到了强烈的精神创伤，导致肝气失疏，气郁化热，热伤营血，发失所养，所以短时间内头发会大量变白，严重的则会出现头发全部变白的现象。

## ● 好身体靠调养

对于肝肾亏损引起的少白头，治疗时应该补肝肾，益精血，乌头发。用药可选七宝美髯丹，或首乌延寿丹。对于营血虚热引起的少白头，治疗时应补血养营，滋阴乌发。用药可选四物汤和二至丸等。对于肝郁气滞引起的少白头，治疗时应疏肝解郁，清热凉血。用药可选丹栀逍遥散加生地黄、何首乌、黑芝麻。

# 诊断 治疗

## 面部的临床表现

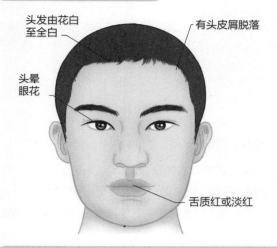

头发由花白至全白

头晕眼花

有头皮屑脱落

舌质红或淡红

## 诊断流程图

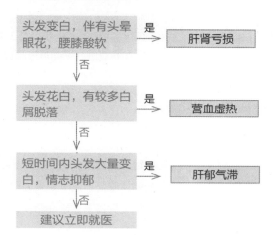

头发变白，伴有头晕眼花，腰膝酸软 —是→ 肝肾亏损

↓否

头发花白，有较多白屑脱落 —是→ 营血虚热

↓否

短时间内头发大量变白，情志抑郁 —是→ 肝郁气滞

↓否

建议立即就医

## 按摩关元穴，还您一头乌黑亮丽的秀发

少白头是由肾气不足所致，按摩关元穴可起到培肾固本的作用。经常按摩这个穴位，对改善阳痿、早泄、月经不调、不孕、肾炎等也有很好的疗效。

取穴技巧 ▶

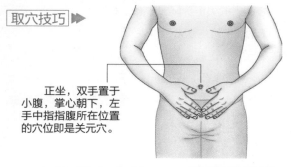

正坐，双手置于小腹，掌心朝下，左手中指指腹所在位置的穴位即是关元穴。

配伍治病

中风脱证：
关元配气海、肾俞和神阙穴
腹痛：
关元配足三里、脾俞和公孙穴

程度
重

拇指压法

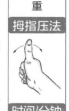

时间/分钟
1~3

## ● 治疗少白头——芝麻核桃糖

【材料】红糖500克，黑芝麻250克，核桃仁250克。

【做法】将红糖放在锅内，加少许水；以小火煎熬至较浓稠时，加入炒熟的黑芝麻与核桃仁；调匀后熄火。趁热将糖倒在表面涂有食用油的大搪瓷盘中；待其稍冷，将糖压平，用刀将其划成小块即可。

# 33 头皮屑增多 新陈代谢过于旺盛

头皮屑是指头皮表面落下来的碎屑，是头皮新陈代谢的产物，中医学称之为“头皮糠疹”“头部脂漏症”。头皮屑多和头皮痒的现象一样司空见惯，甚至很少有人把它当一回事。但头皮屑太多会影响人的外观，往往让人感到不悦；此时头皮屑增多给人带来的烦恼就不能再被忽视了。

## 自我检视

①干性头皮屑多松散地分布在头皮上，当梳头或抓搔头发时，往往容易呈鳞屑状脱落，且颜色多为白色或灰白色。②油性头皮屑多粘在头发上，以油脂样淡黄色屑片的形式存在，不容易脱落。

## 找准病因是关键

①当皮脂腺分泌过剩时，常会发展为脂溢性皮炎。遇到这种情况，头皮屑便会源源不断地产生，可以说头皮屑是脂溢性皮炎的轻度症状。②一个人常处于精神紧张的状态，或受到情感的困扰时，往往会出现头皮屑增多、头皮瘙痒的症状。尤其是焦躁情绪引起的心理异常，可以说是该病的重要病因。③人体内如果缺乏维生素 A，也会出现头皮脱屑增多的现象。

## 好身体靠调养

从现代病因学的角度来看，头皮屑过多是由一种叫“糠秕孢子菌”的真菌异常繁殖引起的。所以，一旦出现头皮脱屑与瘙痒时，不妨使用能清除糠秕孢子菌的药物，这样可以有效地抑制头皮所出现症状的进一步发展。精神紧张是影响头皮屑增多的一个重要因素。若想解除焦虑情绪，不妨拓宽交际的范围，乐观地看待事物。要想方设法使自己处在稳定而宽松的精神状态中，摆脱心理上的失衡。调节饮食结构，改善营养状况，每天摄取适量的维生素A和维生素E，再加上50 ~ 200微克的硒元素，这些营养物质对消除头皮屑皆有助益。经常洗头，按摩头皮；少吃辛辣刺激性的食物；在头发上搽些发油来润滑表皮，这样也可以抑制过多的头皮屑产生。

# 诊 断　治 疗

## 面部的临床表现

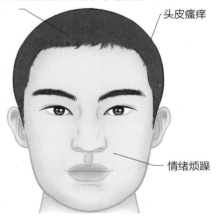

头皮屑散落在头部，不易脱落

头皮瘙痒

情绪烦躁

## 诊断流程图

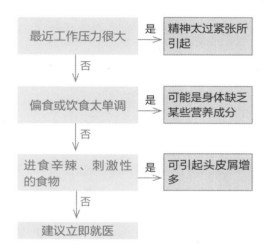

| 最近工作压力很大 | 是 → | 精神太过紧张所引起 |
| 否 ↓ | | |
| 偏食或饮食太单调 | 是 → | 可能是身体缺乏某些营养成分 |
| 否 ↓ | | |
| 进食辛辣、刺激性的食物 | 是 → | 可引起头皮屑增多 |
| 否 ↓ | | |
| 建议立即就医 | | |

## 按摩三阴交穴，和头皮屑说拜拜

经常按摩三阴交穴，可以起到清除淤血，产生新血，有效去除头皮屑的作用。

【取穴技巧】▶

正坐，抬起一只脚置于另一腿上，另一侧的手除拇指外的四指并拢，伸直，并将小指置于足内踝的上缘处，食指下、内踝尖正上方胫骨后缘的凹陷处即是三阴交穴。

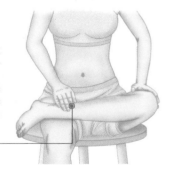

### 配伍治病

肠鸣泄泻：
三阴交配足三里穴
月经不调：
三阴交配中极穴

| 程　度 |
| --- |
| 适度 |
| 拇指压法 |
| 时间/分钟 |
| 1~3 |

## ● 抑制头皮屑——绿豆薏苡仁汤

【材料】薏苡仁200克，绿豆50克。
【做法】将薏苡仁洗净、泡软、煮熟，再加上绿豆，一并煮熟后即可食用。

# ㉞ 头总是不自觉地摇动 肝火太盛

　　头部不自觉地摇动或摇摆不能自制的症状，中医名为"头摇"。《灵枢·经脉篇》中有"头重高摇"的记载，《医学纲目》《医学准绳六要》等书中都将其称之为"头摇"。《证治准绳·杂病》中说："头摇，风也，火也。二者皆主动，会之于巅，乃摇也。"揭示了头总是不自觉摇动的原因是风、火扰于头部所致。

## ● 自我检视

　　①风阳上扰，头部不能自制地摇动，眩晕，肢体震颤，面目红赤，口中发苦，咽喉干燥，舌红苔黄，脉象弦，而且跳动急速。②热病后期往往会虚风内动，头不由自主地摇动，烦热盗汗，失眠，神态疲惫，浑身乏力，舌红少苔，脉象细，而且跳动急速。

## ● 找准病因是关键

　　风阳上扰与虚风内动虽然都会引起头摇，但有虚实之分。前者表现强烈，且伴有眩晕、肢体震颤、面赤口苦等肝阳上亢之症；后者表现得比较缓慢，兼有五心烦热、失眠盗汗、舌红少苔等阴亏之症。

　　①风阳上扰引起的头摇为虚证。由于情志失调，或恼怒，或长时间心情抑郁，都会使肝郁化火，或身体一向肝阳亢盛也可导致。因为肝为风木之脏，风性动摇，风阳上扰，所以头部会不自觉地摇动。②虚风内动引起的头摇，常发生在热病后期。此为邪热久稽，肝肾之阴亏耗，虚风内动；也有不少因为身体阴虚，水不涵木，虚风上扰而导致的头不由自主地摇动。

## ● 好身体靠调养

　　头摇有可能是少阳经发生了病变，也可能是阳明经发生了病变。"风火相煽"，卒然头摇，项背强痛，为少阳经发生了病变。里实腹痛，排便不畅而头摇，是阳明经发生了病变。

　　对于风阳上扰导致的头摇，治疗时应平肝息风，药方选用羚角钩藤汤加地龙、全蝎等。对于虚风内动的头摇，治疗时应育阴、柔肝、息风，药方选用大定风珠等。

# 诊断 治疗

## 面部的临床表现

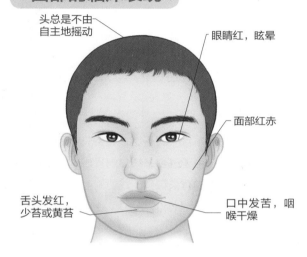

头总是不由自主地摇动

眼睛红，眩晕

面部红赤

舌头发红，少苔或黄苔

口中发苦，咽喉干燥

## 诊断流程图

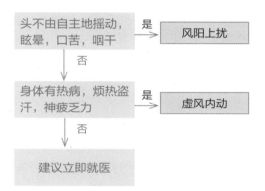

头不由自主地摇动，眩晕，口苦，咽干 —— 是 → 风阳上扰

否

身体有热病，烦热盗汗，神疲乏力 —— 是 → 虚风内动

否

建议立即就医

## 按摩期门穴，叫停"不听使唤的头"

　　头摇产生的一个重要原因是肝气郁滞，肝火上炎。而按摩期门穴可起到疏肝行气的效果。此外，按摩此穴时若配合按摩肝俞穴、膈俞穴，便可起到疏肝，活血化淤的作用。

取穴技巧 ▶

　　正坐，举起双手，掌心向下，指尖相对，放在双乳下、肋骨上，拇指、食指直下，掌根处的鱼际所按处即是期门穴。

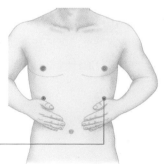

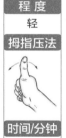

| 配伍治病 | 程度 |
|---|---|
| 疝气：<br>期门配大敦穴<br>胆囊炎、胆结石：<br>期门配肝俞、公孙、中脘和太冲穴 | 轻 |
| | 拇指压法 |
| | 时间/分钟 |
| | 3~5 |

## ● 治疗摇头的药方推荐

【治疗原则】平肝息风，活血化淤，柔肝舒筋。

【药方】当归18克，熟地黄24克，川芎15克，何首乌30克，丹参18克，钩藤12克，鸡血藤18克，桃仁10克，全蝎6克，乌梢蛇18克，白芍20克，黄芪24克。

# ㉟ 身体消瘦 脾胃气虚／体内有虫

消瘦是指肌肉瘦削，体重过轻；严重者骨瘦如柴，是一种疾病的表现。在生理状态下，人体的胖瘦有很大的差异。若形体较瘦，而精神饱满，面色明润，舌脉如常，身体没有不适的感觉，则属于正常。

## ● 自我检视

①脾胃气虚，会引起人的形体消瘦，食欲不振，食后腹胀，大便溏薄，倦怠乏力，少气懒言，面色萎黄，舌淡苔白，脉虚弱。②气血虚弱，会引起形体消瘦，面色萎黄无泽，倦怠，少气，头晕目眩，心悸失眠，舌淡苔薄，脉细弱。③胃热炽盛，会引起形体消瘦，口渴，喜欢冷饮，多食易饥，心情烦躁，口臭，小便短赤，大便干结，舌苔黄燥，脉弦数有力。④体内有虫积聚，会引起形体消瘦，面色萎黄，胃脘嘈杂，脐腹疼痛，时作时止；食欲不振，或嗜食异物；大便溏薄，舌淡苔白，脉弱无力。

## ● 找准病因是关键

①脾胃气虚导致的消瘦，是由于后天失养或思虑过度，损伤脾胃所致。②气血虚弱造成的消瘦，是由于劳倦内伤或病后失调导致气血不足，周身失养所致。③胃热炽盛的消瘦，是由于过食辛热甘肥，或热邪入里，灼液伤津所致。④体内有虫积聚造成的消瘦，是由于饮食不洁，虫积聚在腹中，导致胃中不和，脾运失司所致。

## ● 好身体靠调养

身体消瘦虽然都由于形体失养而导致，但也有虚实之别。治疗时必须加以区分。

对于脾胃气虚引起的消瘦，治疗时应健脾益气，用药选四君子汤。对于气血虚弱引起的消瘦，治疗时应益气养血，用药选八珍汤。对于胃热炽盛引起的消瘦，治疗时应清胃泻火，用药选玉女煎。对于体内有虫积聚而引起的消瘦，治疗时应安蛔驱虫，用药选化虫丸。

# 诊 断　治 疗

## 面部的临床表现

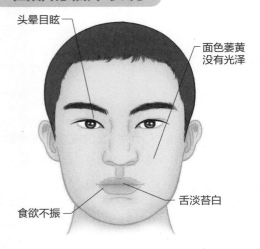

- 头晕目眩
- 面色萎黄没有光泽
- 食欲不振
- 舌淡苔白

## 诊断流程图

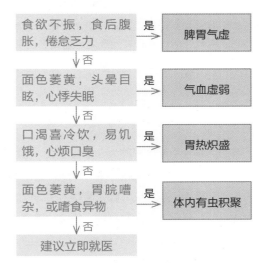

食欲不振，食后腹胀，倦怠乏力 —是→ 脾胃气虚

↓否

面色萎黄，头晕目眩，心悸失眠 —是→ 气血虚弱

↓否

口渴喜冷饮，易饥饿，心烦口臭 —是→ 胃热炽盛

↓否

面色萎黄，胃脘嘈杂，或嗜食异物 —是→ 体内有虫积聚

↓否

建议立即就医

## 按摩公孙穴，让脾胃恢复健康

经常按摩公孙穴，可有效调理脾胃，对于改善食欲不振也有很好的疗效。此外，常按此穴，对胸闷、腹痛、腹胀、女性月经不调等也有很好的疗效。

取穴技巧 ▶

正坐，将左足放在右腿上。将右手的食指与中指并拢，中指位于足内侧第1趾的关节后，则食指指腹所在的位置即是公孙穴。

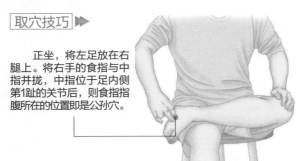

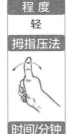

程 度
轻

拇指压法

时间/分钟
1~3

配伍治病

胃脘胀痛：
公孙配中脘、足三里穴

呕吐、眩晕：
公孙配丰隆、膻中穴

## ● 补脾益胃——猪蹄汤

【材料】猪蹄250克，黄豆250克，料酒10毫升，大葱8克，姜5克，盐3克。

【做法】将猪蹄用沸水烫后拔净毛，刮掉浮皮；将黄豆提前浸泡1小时，备用；将姜洗净，切成片；大葱洗净，切成段。将猪蹄放入锅内，加入清水、姜片煮沸；加入酒、大葱及黄豆，加盖，用小火焖煮；焖煮至半酥时，加盐，再煮1小时即可。

# (36) 身体肥胖 饮食失调

身体肥胖，是指形体发胖，体重超乎常人。常伴有头晕乏力，懒言少动，气短等症状。若体态丰腴，面色红润，精神饱满，舌脉正常，没有其他疾病，则属于正常。

## ● 自我检视

①痰湿内蕴会引起体形胖大，食量增大，特别喜欢吃甘美肥腻的食品；胸痞脘闷，平时痰多；肢体沉重倦怠，怕热；舌体胖，苔厚腻；脉弦滑有力。②气虚会引起体形胖大，少气懒言；动则自汗，怕冷；面浮虚肿，食量较小；身体疲乏，没精神，嗜睡；舌淡苔白，脉象细弱。

## ● 找准病因是关键

①痰湿内蕴引起的肥胖，多是由于饮食失调，或长期食欲亢盛，或偏食膏粱厚味、甘美甜腻食品，脾运失健，助湿生痰，痰湿流注肌体所致；它与先天因素也有

一定的关系，属于实证。②气虚引起的肥胖，多是因为劳倦伤气，或饮食不节，脾气受损所致，属于虚证。

## ● 好身体靠调养

对于痰湿内蕴引起的肥胖，治疗时应该祛痰化湿；用药选温胆汤或平胃散，酌情加入山楂、茶树根、莱菔子、六一散等；并应控制进食膏粱甜腻之品。对于气虚引起的肥胖，治疗时应补气健脾；用药应选择香砂六君子汤；并应加强体育锻炼，增强自身的体质。

此外，除了药物治疗外，调节饮食，适当进行体力劳动或体育运动，采取综合治疗的方法，对改善肥胖症状的效果会更好。

# 诊断 治疗

## 面部的临床表现

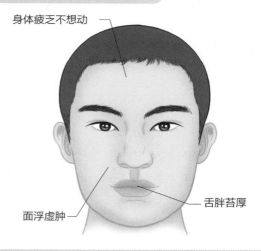

身体疲乏不想动

面浮虚肿

舌胖苔厚

## 诊断流程图

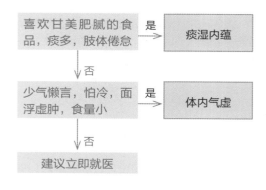

喜欢甘美肥腻的食品，痰多，肢体倦怠 → 是 → 痰湿内蕴

↓ 否

少气懒言，怕冷，面浮虚肿，食量小 → 是 → 体内气虚

↓ 否

建议立即就医

## 按摩消泺穴，轻轻松松瘦身

此穴具有除湿降浊、清热安神、活络止痛的功效。每天坚持按摩此穴，可以起到减肥美容的效果。此穴还可有效治疗头痛、臂痛、牙齿痛等疾病。

取穴技巧 ▶

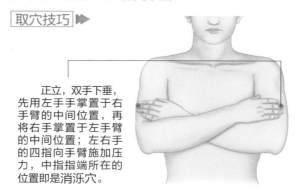

正立，双手下垂，先用左手手掌置于右手臂的中间位置，再将右手掌置于左手臂的中间位置；左右手的四指向手臂施加压力，中指指端所在的位置即是消泺穴。

| 程度 |
| --- |
| 重 |

**配伍治病**

肩臂痛、上肢不遂和肩周炎：
消泺配青灵穴

| 四指压法 |
| --- |

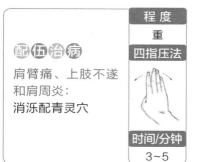

| 时间/分钟 |
| --- |
| 3~5 |

● **"窈窕淑女"的腹式呼吸减肥法**

缓缓吸气，使腹部鼓起，然后再把气慢慢呼出。动作从容舒适，如熟睡之态，具有安定神经的作用。

# (37) 满头大汗 体内湿热 / 阳气不足

满头大汗，仅针对头面部出汗而言，多是因邪热内郁，热蒸于上而致。实证、虚证均可出现，但实证多因湿热所致，虚证多因阳气不足所致。常人也会出现头出汗的情况，如进餐时或小儿睡眠时头部出汗。但只要没有其他症状，都属于正常现象。

## ● 自我检视

①湿热熏蒸会引起头面出汗，小便不利，身目发黄，恶寒发热，舌苔黄腻，脉搏细软无力，但跳动急速。②阳气不足会引起头面多汗，面色㿠白或苍白，四肢不温，气短，畏寒，神疲乏力，舌淡嫩，脉虚弱。

## ● 找准病因是关键

①湿热熏蒸引起的头部出汗，是由于湿邪侵袭，郁阻化热，湿热熏蒸，不得四散，只能循经上越，迫其津液外泄，所以头面出汗；湿阻膀胱，分利失常，则小便不利；湿热熏蒸肝胆，胆汁外溢肌肤，随病情轻重，可见身目发黄；湿热内阻，欲达不出，营卫不和，故恶寒发热；舌苔黄腻、脉搏细软无力，但跳动急速，为湿热

皆盛的征象。②阳气不足引起的头部出汗，属于虚证，大多是由于病后、产后或老人阳气不足，腠理不固，津液外泄，所以出现头面部出汗较多；阳气不足，阴血也随之虚弱，不能上荣于面，因而面色㿠白或苍白；阳气虚弱，不能敷布于外，则四肢不温，畏寒；气短、神疲乏力、舌淡嫩、脉虚弱，均属阳气不足所致。

## ● 好身体靠调养

对于湿热熏蒸引起的头部出汗，治疗时应清利湿热，用药选茵陈五苓散。对于阳气不足引起的头部出汗，治疗时应温阳益气、固表敛汗，用药可选芪附汤加红参、龙骨、牡蛎。

## 诊断　治疗

### 面部的临床表现

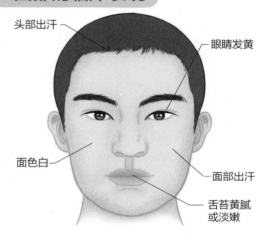

头部出汗
眼睛发黄
面色白
面部出汗
舌苔黄腻
或淡嫩

### 诊断流程图

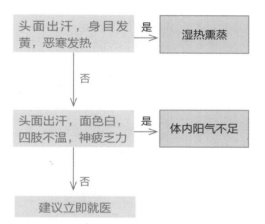

头面出汗，身目发黄，恶寒发热 —是→ 湿热熏蒸

否↓

头面出汗，面色白，四肢不温，神疲乏力 —是→ 体内阳气不足

否↓

建议立即就医

### 按摩肩髃穴，调理多汗的症状

经常按摩肩髃穴，可以舒筋通络、祛风活血，对多汗症状有很好的调理和保健效果。此外，长期按摩此穴，对治疗关节炎也有很好的疗效。

取穴技巧 ▶

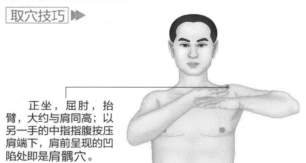

正坐，屈肘，抬臂，大约与肩同高；以另一手的中指指腹按压肩端下，肩前呈现的凹陷处即是肩髃穴。

| 程度 | 适度 |
| 二指压法 | |

配伍治病
肩颈部肌肉酸痛：
肩髃配风池、肩井穴

时间/分钟 1~3

### ● 止汗妙方——百合粳米粥

【材料】粳米50克，百合20克，白糖少许。

【做法】将百合洗净，与粳米加水同煮，待熟时加入白糖，再煮10分钟即可食用。

【功效】本方润肺止汗，适用于肺热汗多者。百合具有润肺止咳、宁心安神的功效。

# ㊳ 盗汗 心血不足／阴虚内热

盗汗，指入睡时汗出，醒来即止。这一疾病在《素问·六元正纪大论》中被称为"寝汗"，后来在《金匮要略·血痹虚劳病脉证并治》中被称为"盗汗"。在以后的各种医书中大多都被称为"盗汗"。

## ● 自我检视

①因心血不足，常出现盗汗的人，心悸少寐，面色没有光泽，气短神疲，舌淡苔薄，脉虚。②阴虚内热会使盗汗频作，午后潮热，两颧发红，五心烦热，形体消瘦。女性月经不调，男性梦遗滑精，舌红少苔，脉细数。③脾虚湿阻会出现经常盗汗，头重如裹，肢倦口腻，舌苔白腻，舌质淡，脉濡缓的现象。④邪气阻遏在半表半里，出现盗汗的病程较短，寒热往来，两胁满闷，口苦，欲呕，舌苔薄白或薄黄，脉弦滑或弦数。

## ● 找准病因是关键

①因心血不足出现的盗汗，是由于劳伤血亏，心血过耗，导致心血不足，心阳浮越，心液不藏而外泄，故盗汗常作，心悸少寐。②因阴虚内热出现的盗汗，是由于亡血失精，或肺痨久咳，导致阴血亏损，阴虚生内热，阴液不敛而盗汗。③因脾虚湿阻出现的盗汗，多是因为恣食生冷、酒醴肥甘，或饥饱失时，导致损伤脾胃，脾虚湿盛，阻遏气机升降而致。④邪气阻遏在半表半里所出现的盗汗，多出现在热性病的初、中期。多由外邪侵袭，表邪失于疏解，循传少阳，阻于半表半里，欲达不出，正邪交争，逼津于外所致。

## ● 好身体靠调养

心血不足引起的盗汗，应补血，养心，敛汗，药方选归脾汤加龙骨、牡蛎、五味子。阴虚内热引起的盗汗，应滋阴，降火，敛汗，药方选当归六黄汤加糯稻根、浮小麦。脾虚湿阻引起的盗汗，应化湿和中，药方选藿朴夏苓汤去杏仁、猪苓、淡豆豉、泽泻，加糯稻根、苍术、陈皮。邪气阻遏在半表半里所出现的盗汗，应和解少阳，药方选小柴胡汤去人参、红枣，加黄连、碧桃干。

# 诊 断　治 疗

## 面部的临床的表现

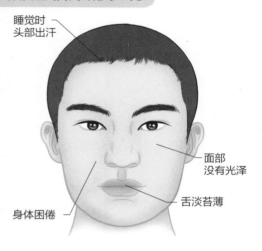

睡觉时头部出汗

面部没有光泽

舌淡苔薄

身体困倦

## 诊断流程图

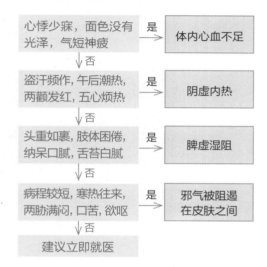

心悸少寐，面色没有光泽，气短神疲 —— 是 → 体内心血不足

↓否

盗汗频作，午后潮热，两颧发红，五心烦热 —— 是 → 阴虚内热

↓否

头重如裹，肢体困倦，纳呆口腻，舌苔白腻 —— 是 → 脾虚湿阻

↓否

病程较短，寒热往来，两胁满闷，口苦，欲呕 —— 是 → 邪气被阻遏在皮肤之间

↓否

建议立即就医

## 按摩少商穴，解除盗汗的烦恼

按摩少商穴有活血通络的作用，可治疗盗汗。常按此穴，还可以预防感冒，治疗牙龈出血等。

取穴技巧 ▶

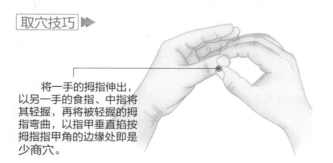

将一手的拇指伸出，以另一手的食指、中指将其轻握，再将被轻握的拇指弯曲，以指甲垂直掐按拇指指甲角的边缘处即是少商穴。

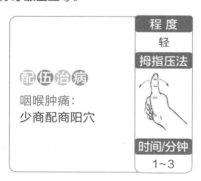

程　度

轻

拇指压法

配伍治病

咽喉肿痛：
少商配商阳穴

时间/分钟

1~3

### ● 止汗妙方——小麦山药汤

【材料】浮小麦15克，山药15克，白糖少许。

【做法】二药同煎，取汁150毫升，加白糖调味；每次服50毫升，早晚各服1次。

【功效】补气敛汗。

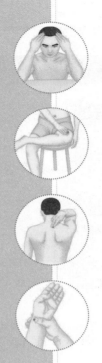

# 本章看点

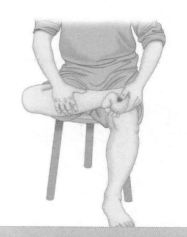

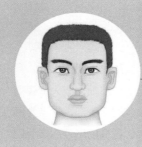

# 第六章
## 望面诊病

　　清代陈士铎在《石室秘录》中说："看病必察色，察色必观面，而各有部位，不可不知。"可见，望面在诊断疾病的过程中起着重要的作用。古人根据"五行"，将面色分为青、红、黄、白、黑五种颜色。望面主要看面部的颜色、形态、光泽的变化，通过面部的外在变化来推测身体内精气的盛衰。

# 39 面色发红 体内有热

面色发红，指患者面部的颜色比正常人的红。它通常是体内有热的象征。《灵枢·五色篇》中说："以五色命脏……赤为心。"又说："黄赤为热。"面色红与"热"关系密切，所以《伤寒论》中把面色红称为"热色"。

## ● 自我检视

①外感风热会引起面色红，发热重而恶寒轻，口渴，出汗，咽喉红肿疼痛，舌边尖红，舌苔薄黄，脉浮数。②阳明经热会出现面色边缘很红，高热出汗，不怕寒，反怕热，口渴引饮，舌苔黄燥，脉洪大的现象。③阴虚内热会表现出午后两颧红赤，形体消瘦，口燥咽干，失眠，盗汗，五心烦热，舌红少苔，脉细数的现象。④虚阳浮越会表现出面色白而两颧泛红如妆，身热反欲盖衣被，口渴，喜热饮，呼吸短促，出冷汗，四肢厥冷，尿清便溏，唇舌色淡，苔白或灰黑而润，脉微欲绝。

## ● 找准病因是关键

①外感风热引起的面色红，是由风热袭表，肺卫受阻所致，属于表证。②阳明经热引起的面色红，是由于外邪入里化热，阳明经热邪炽盛所致，属于里证。③阴虚内热引起的面色红，为阴虚不能制阳，虚火上炎所致，属于虚热证。④虚阳浮越引起的面色红，特点为两颧绯红如妆。一般都是患病日久，正气已衰，阳虚而阴盛，阴盛格阳，虚阳上浮所致。

## ● 好身体靠调养

面色发红有表、里、虚、实、寒、热之分，诊断时必须紧密结合症状的特点全面考虑，并判断预后。

对于外感风热而引起的面色红，应用辛凉解表之法治疗，药方选银翘散。对于阳明经热引起的面色红，应用清热生津之法治疗，药方选用白虎汤。对于阴虚内热引起的面色红，应用滋阴敛阳之法，药方选用都气丸。对于虚阳浮越引起的面色红，应抑阴回阳，通达内外，药方选用通脉四逆汤。

# 诊断 治疗

## 面部的临床表现

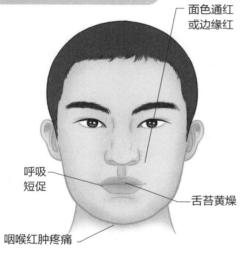

面色通红或边缘红

呼吸短促

舌苔黄燥

咽喉红肿疼痛

## 诊断流程图

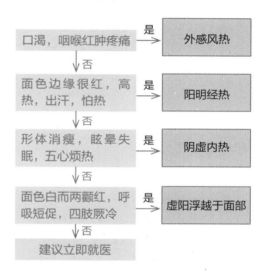

口渴，咽喉红肿疼痛 —是→ 外感风热

↓否

面色边缘很红，高热，出汗，怕热 —是→ 阳明经热

↓否

形体消瘦，眩晕失眠，五心烦热 —是→ 阴虚内热

↓否

面色白而两颧红，呼吸短促，四肢厥冷 —是→ 虚阳浮越于面部

↓否

建议立即就医

## 按摩大杼穴，对身体进行"冷处理"

按摩大杼穴，具有清热除燥、止咳通络的功效。长期按压这个穴位，还能够有效治疗咳嗽、发热、肩背痛等疾病。

取穴技巧 ▶

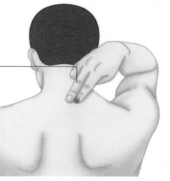

正坐，并拢食指、中指两指，掌心向前，其他手指弯曲；将中指的指腹置于颈椎末端最高的骨头尖下的棘突下方，食指指尖所在的位置即是该穴。

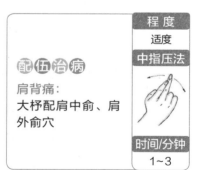

| 程度 |
| --- |
| 适度 |
| 中指压法 |

配伍治病

肩背痛：
大杼配肩中俞、肩外俞穴

时间/分钟
1~3

## ● 清热解毒的小妙方

【材料】赤小豆50克，海鲤鱼1条，陈皮、盐、葱花各适量。

【做法】将全部材料加水煮沸，先用大火煮15分钟，再用小火煮1个小时左右，最后放盐、葱花调味。此方可以消水肿，清热解毒。

# ㊵ 面色发青 体内有寒气 / 阳气虚弱

患者面部显露青色者，多由寒凝气滞，脉络淤阻，气血运行不畅所致。面色青主寒、主痛、主淤血、主惊风。造成寒凝气滞及脉络淤阻有多种原因，所以面色青又有青白、青灰、青紫等区别。面诊时，还必须注意面部的光泽，面色青而明润含蓄者为佳，青而枯槁显露者为胃气败伤。

## ● 自我检视

①寒邪外束会导致面色青白，恶寒，发热，头痛，身痛，无汗，舌苔薄白而润，脉浮紧。②阴寒内结会使面色青白，腹痛急剧，得暖痛减，遇冷加重，手足逆冷，口淡不渴，尿清便溏，舌苔白，脉沉紧。③心肾阳衰会使面色青灰，口唇青紫，心悸气短，胸部憋闷，形寒肢冷，尿少身肿，舌质暗紫，苔白滑，脉象微弱或脉结代。④肺肾阳虚会造成面色青紫，喘粗气短，呼多吸少，动则尤甚；语音低怯，肢冷自汗，尿少便溏，舌淡紫，苔白滑，脉虚浮无根。

## ● 找准病因是关键

①寒邪外束引起的面色发青，是由于身体外感风寒，卫阳被遏阻所致。②阴寒内结引起的面色发青，是由于外寒直中，或过食生冷，阳气耗伤，阴寒内盛，气血被阻所致。③心肾阳衰引起的面色发青，是由于心肾阳衰，运血无力，气虚血淤，温煦失职，水湿不化所致。④肺肾阳虚引起的面色发青，是由于肺肾阳虚，温煦失职，气血不运，肾失摄纳，气不归元所致。

## ● 好身体靠调养

对于寒邪外束引起的面色青，治疗时应辛温解表，药方选麻黄汤加味治之。对于阴寒内结引起的面色青，治疗时应温中散寒，药方选良附丸和正气天香散。对于心肾阳衰引起的面色青，治疗时应温补心肾，药方选真武汤和保元汤。对于肺肾阳虚引起的面色青，治疗时应补肾纳气，药方选人参胡桃汤和黑锡丹。

# 诊断 治疗

## 面部的临床表现

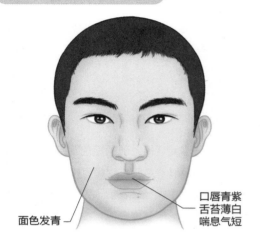

口唇青紫
舌苔薄白
喘息气短

面色发青

## 诊断流程图

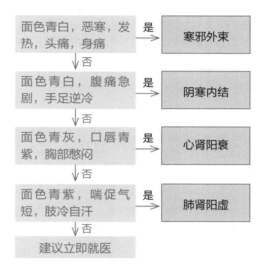

| 面色青白，恶寒，发热，头痛，身痛 | 是 → | 寒邪外束 |
| ↓否 | | |
| 面色青白，腹痛急剧，手足逆冷 | 是 → | 阴寒内结 |
| ↓否 | | |
| 面色青灰，口唇青紫，胸部憋闷 | 是 → | 心肾阳衰 |
| ↓否 | | |
| 面色青紫，喘促气短，肢冷自汗 | 是 → | 肺肾阳虚 |
| ↓否 | | |
| 建议立即就医 | | |

## 按摩风门穴，赶走身体里的寒气

此穴具有宣通肺气、调理气机的功效。经常按摩此穴，可以祛除体内的寒气，改善面色发青的症状，还可治疗各种因风寒感冒导致的发热、恶寒、咳嗽、支气管炎等。

取穴技巧▶

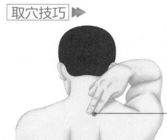

正坐，并拢食指、中指两指，掌心向前，其他手指弯曲；将中指的指腹置于大椎穴下第二个凹洼的中心处，食指指尖所在的位置即是该穴。

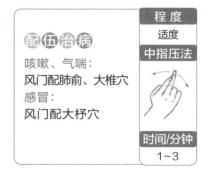

| 程 度 |
| 适度 |
| 中指压法 |
| 时间/分钟 |
| 1~3 |

配伍治病

咳嗽、气喘：
风门配肺俞、大椎穴
感冒：
风门配大杼穴

## ● 温中散寒——当归姜羊肉汤

【材料】当归15克，姜10克，羊肉200克。

【做法】将羊肉洗净，除去筋膜，切成小块；将姜切成薄片；将当归洗净，用纱布松松地包住，捆扎好；将材料一齐放在锅里，加水后，先用大火煮开，再用微火煨2小时左右即可。

# ㊶ 面色发黑 肾气不足／体内有淤血

患者的面部均匀地显露出晦黑的病色被称为"面色黑"。面色出现这种颜色多为阳气不足、寒湿太盛，或血运不畅、淤血阻滞所致。《证治准绳·察色要略》中说："黑色属水，主寒，主痛，乃足少阴肾经之色也。"如果是因为种族、禀赋差异，或日晒较多而产生的生理性面色黑，则属于正常现象。

## ● 自我检视

①肾阳不足会导致面色黧黑，腰膝酸软，耳鸣耳聋，形寒肢冷，尿清便溏，或尿少，腰以下水肿；男性阳痿，女性宫寒不孕；舌淡胖嫩，苔白；脉沉细无力，两尺部尤其明显。②肾精亏耗会导致面色黧黑，耳轮焦干，腰膝酸软，头晕耳鸣，遗精早泄，发脱齿摇，口燥咽干，脚心热，舌质红，脉细弱。③淤血内阻会导致面色黧黑，肌肤甲错，口干不欲饮，毛发不荣；女性兼有月经不调，小腹刺痛或肿块；唇青舌暗，或有淤斑；脉沉涩或细迟。

## ● 找准病因是关键

①肾阳不足出现的面色发黑，是由于久病劳损，或房事不节，肾气虚弱，渐至肾阳不足，不能温养血脉，气血凝滞所致。②肾精亏耗出现的面色发黑，是由于房劳过度，或热病伤及肝肾之阴，肾精亏损，精气不能上荣于面所致。③淤血内阻出现的面色发黑，是由于久病，或受到外伤等原因使气滞血结；或因寒凝血滞，使血行不畅；或因内出血，血不归经，淤阻于脉外所致。

## ● 好身体靠调养

对于肾阳不足引起的面色发黑，治疗时应用温补肾阳之法，药方选右归丸加减；如果肾虚水泛，应用温肾利水之法，药方选真武汤与济生肾气丸。对于肾精亏耗引起的面色发黑，治疗时应用补肾益精之法，药方选左归丸加紫河车等。对于淤血内阻引起的面色发黑，治疗时应活血化淤，药方选大黄蛰虫丸或膈下逐淤汤等。

# 诊断 治疗

## 面部的临床表现

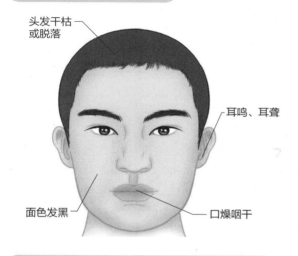

头发干枯或脱落

耳鸣、耳聋

面色发黑

口燥咽干

## 诊断流程图

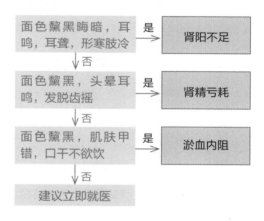

| | | |
|---|---|---|
| 面色黧黑晦暗，耳鸣，耳聋，形寒肢冷 | 是→ | 肾阳不足 |
| ↓否 | | |
| 面色黧黑，头晕耳鸣，发脱齿摇 | 是→ | 肾精亏耗 |
| ↓否 | | |
| 面色黧黑，肌肤甲错，口干不欲饮 | 是→ | 淤血内阻 |
| ↓否 | | |
| 建议立即就医 | | |

## 按摩涌泉穴，迅速改善面色

此穴具有清热益肾的功效。经常按摩此穴，不仅可以改善肾气不足所导致的面色发黑，还可以治疗咽喉肿痛、头痛、中暑等病症。

取穴技巧 ▶

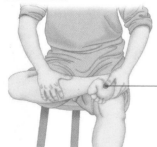

正坐，跷一足于另一膝上，足心朝上；用另一手将该足轻握，四指置于足背上；弯曲拇指，指腹按压处即是涌泉穴。

程度
重

配伍治病

喉痹：
涌泉配然谷穴
热病挟脐急痛：
涌泉配阴陵泉穴

拇指压法

时间/分钟
1~3

## ● 补肾佳品——人参枸杞子酒

【材料】人参200克，枸杞子3500克，熟地黄1000克，冰糖4000克，白酒适量。

【功效】补肾益气、安神固脱、滋肝明目。适用于劳伤虚损、少食倦怠、惊悸健忘、头痛眩晕、阳痿、腰膝酸痛等症。

# ㊷ 面色发黄 体内气血不足／水湿停滞

　　面部的颜色比常人黄而没有光彩者，被称为"面色萎黄"。面色萎黄一般多主虚证和湿证。《素问·五脏生成篇》中说："色味当五脏……黄为脾甘。"《灵枢·五色篇》中说："以五色命脏……黄为脾。"《证治准绳·察色要略》中云："黄色属土，主湿，乃足太阴脾经之色。"

## ● 自我检视

　　①脾胃气虚会出现面色萎黄，食欲不振，食后腹胀，倦怠乏力，少气懒言，大便溏薄，舌淡苔白，脉缓弱的现象。②脾虚湿阻会出现面色萎黄，面浮肢肿，四肢困重，食少腹胀，倦怠乏力，语声多重浊，尿少便溏，舌质淡，舌体胖，或有齿痕，苔滑腻，脉缓无力的现象。③营血不足会出现面色萎黄，唇舌色淡，头晕目眩，心悸失眠，肢体麻木的现象；女性月经量少、推迟或者闭经；气短声低，脉细无力。

## ● 找准病因是关键

　　①脾胃气虚引起的面色萎黄，是由于脾胃气虚，运化失司，气血化生不足，肌肤失养所致。②脾虚湿阻引起的面色萎黄，是由于脾虚，水湿停滞所致。③营血不足引起的面色萎黄，通常是由于失血过多，或脾胃虚弱，生化不足，或七情过伤，营血暗耗所引起；所以其面色萎黄伴有头晕目眩，心悸失眠，肢体麻木，月经量少，脉细无力等血虚，肌肤失养之症状。

## ● 好身体靠调养

　　黄色为脾土之色。面色萎黄是脾虚失运，化源不足，或久病，血虚失养的征象。面色萎黄的诊断还应注意色泽的不同变化。

　　对于脾肾气虚引起的面色萎黄，治疗时应该健脾益气，药方选四君子汤。对于脾虚湿阻引起的面色萎黄，治疗时应该健脾利湿，药方选藿朴夏苓汤或胃苓汤。对于营血不足引起的面色萎黄，治疗时应该益气养血，药方选补血汤和四物汤，或人参养荣汤。

# 诊断 治疗

## 面部的临床表现

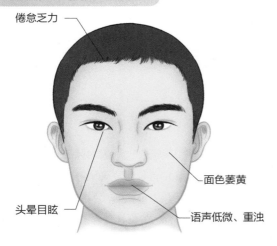

- 倦怠乏力
- 头晕目眩
- 面色萎黄
- 语声低微、重浊

## 诊断流程图

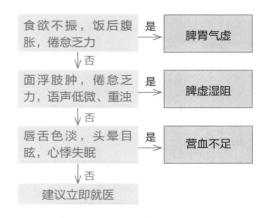

| 食欲不振，饭后腹胀，倦怠乏力 | 是 → | 脾胃气虚 |
| 否 ↓ | | |
| 面浮肢肿，倦怠乏力，语声低微、重浊 | 是 → | 脾虚湿阻 |
| 否 ↓ | | |
| 唇舌色淡，头晕目眩，心悸失眠 | 是 → | 营血不足 |
| 否 ↓ | | |
| 建议立即就医 | | |

## 按摩血海穴，让气血畅通无阻

此穴是人体脾血的归聚之所，经常按摩此穴具有祛淤血和产生新血的功能，对于改善因脾血不足所导致的面色发黄有很好的疗效，还可治疗女性的月经不调。

取穴技巧 ▶

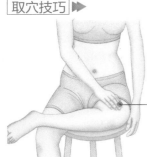

正坐，将左足置放在右腿的膝上，将右手拇指以外的四指并拢，小指指端置于膝盖内侧的上角处，食指指腹所在的位置即是该穴。

**配伍治病**

月经不调：
血海配带脉穴
荨麻疹：
血海配曲池、合谷穴

| 程度 |
|---|
| 适度 |
| 拇指压法 |
| 时间/分钟 |
| 3～5 |

### ● 补气血妙方——红枣羊骨糯米粥

【材料】羊胫骨（即羊四肢的长骨）1～2根，红枣（去核）20～30颗，糯米、盐各适量。

【做法】将羊胫骨敲碎，与红枣、洗净的糯米加水煮成稀粥，加盐调味后服食。一天分2～3次服完。

【功效】益气血、补脾胃、固牙齿。适用于腰膝酸软乏力、贫血、小儿牙齿生长缓慢等病症。

# ㊸ 面部红肿 体内有热

面面红赤肿大，严重者连及耳颊者，被称为"面部红肿"。面部红肿不同于一般的面部水肿，前者肿起而色赤，多局限于面部，常兼热痛；后者的面部浮起多呈水样，常累及下肢或全身。面部红肿多主热证、实证；水肿则有寒热、虚实之分。

## ● 自我检视

①温热时毒会使人的面部焮红肿大，咽喉肿痛；初起憎寒发热，恶寒之后，热势加剧，甚者神昏谵语，耳聋，口渴饮冷，舌苔黄，脉洪大且数。②风热上扰会使人面目红肿，或麻或痒，恶风头痛，咽痛，口微渴，舌苔薄黄，脉浮浅，且跳动急速。③误食中毒会使人面肿，色赤，口干舌麻，恶心呕吐，大便秘结，或伴恶寒发热等。

## ● 找准病因是关键

①温热时毒引起的面部红肿，又叫作"大头伤寒"或"大头瘟"，一般发生在冬春两季。因感受温毒，上攻头目而致。余师愚的《疫病篇》中说："头为诸阳之首，面部肿大，此毒火上攻。"咽喉为肺胃之门户，毒火熏蒸于肺胃，所以会出现咽喉肿痛。②风热上扰引起的面部红肿，一年四季都可能发生。病因为风热入侵，卫气被郁，风热上扰面部；也有因偏嗜膏粱厚味，内有积热，复感风邪，风热相结，上犯面部而导致的情况。③误食中毒引起的面部红肿，是由于误食野菜或其他有毒之物，毒气入血，上攻面部所致。

## ● 好身体靠调养

对于温热时毒引起的面部红肿，治疗时宜泻火解毒；药方选普济消毒饮，如兼阳明腑实者，加大黄泻下实热。对于风热上扰引起的面部红肿，治疗时宜疏风散热，药方选防风通圣散。对于误食中毒引起的面部红肿，治疗时应先用淡盐汤催吐，继用生甘草配绿豆煮汤，频服，再服普济消毒饮，或用生大黄、番泻叶煎汤，以泻下毒物。

## 诊断 治疗

### 面部的临床表现

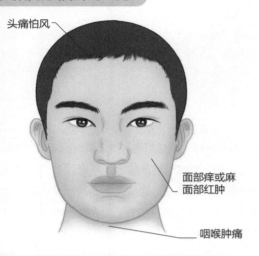

头痛怕风

面部痒或麻
面部红肿

咽喉肿痛

### 诊断流程图

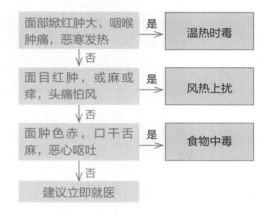

面部焮红肿大，咽喉肿痛，恶寒发热 ——是→ 温热时毒
↓否

面目红肿，或麻或痒，头痛怕风 ——是→ 风热上扰
↓否

面肿色赤，口干舌麻，恶心呕吐 ——是→ 食物中毒
↓否

建议立即就医

### 按摩中冲穴，不做"大红脸"

此穴具有苏厥开窍、清心泄热的功效。经常按摩此穴，可清除体内的热气，对治疗热病、心情烦闷有很好的疗效。此穴还可治疗中风、舌强等症。

 取穴技巧 ▶

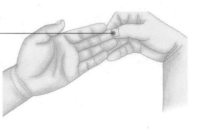

手平伸，掌心向上，微屈45度，用另一手轻握；四指轻扶指背，弯曲拇指，用指甲垂直掐按中指端的正中即是中冲穴。

| 配伍治病 | 程度 |
|---|---|
| | 重 |
| 中风昏迷、舌强不语：**中冲配水沟、太冲、劳宫和曲泽穴** | 拇指压法 |
| 小儿惊风：**中冲配大椎、合谷和外关穴** | 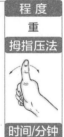 |
| | 时间/分钟 |
| | 1~3 |

### ● 清热祛火——苦瓜粥

【材料】苦瓜100克，粳米100克，冰糖50克，盐3克。

【做法】将苦瓜洗净，去瓤，切成小块；将淘洗干净的粳米入锅，加适量水，用旺火烧开；放入苦瓜块、冰糖、盐，转用文火熬煮成稀粥即可。

# （44）面部水肿 脾阳不足

面部水肿，是指面部虚浮而肿大，但按之应手而起。《古今医统·面部门》中以"面浮"为脾肺虚证，因脾伤劳役，饮食失节，水土不服，脾气输散失常，肺气宣布失度所致。若头面部水肿，目下如卧蚕状，按之凹陷者，为水肿的症状之一。面浮为气虚所致的气肿，水肿为水邪所患的水肿，两者不同。前者肿势不严重，后者的肿势较严重。

## ● 自我检视

①肺气虚弱会使人出现面部水肿，面色㿠白，气喘息短，言语无力；动则气急，形寒畏风，自汗，久咳不已；舌质淡，苔薄白，脉虚弱无力。②脾阳不足会使人出现面部水肿，面色萎黄，四肢不温，自觉面部发胀，倦怠乏力，食少腹胀，大便溏薄，肌肉消瘦，舌质淡嫩有齿痕，苔薄白，脉象虚弱的现象。

## ● 找准病因是关键

①因肺气虚弱而出现的面部水肿，多见于年老体弱或久咳不愈的老人。老年人因肺气虚弱、久咳而导致肺气受损，脏腑功能失常，宣散肃降之令不行。因为肺主气，肺虚则气无所主，所以肺气虚弱会导致面目虚水肿

胀。《金匮要略·肺痿肺痈咳嗽上气病脉证治》中说："上气，面水肿，肩息，其脉浮大，不治。"可见，肺气虚弱所致的面浮预后不良。②脾阳不足而出现的面部水肿，是由于劳倦过度，饮食失节，或久泻，或其他慢性疾病损伤脾阳，脾气虚弱，运化失职，清阳不升所致。

## ● 好身体靠调养

面部水肿通常为慢性病的症状之一，肿形不严重，按之应手，大多由于脾肺阳气虚弱导致，属于气肿。

对于肺气虚弱而引起的面部水肿，治疗应以补肺益气为主，兼以化痰止咳，药方选补肺阿胶汤。对于脾阳不足而引起的面部水肿，治疗应健脾、益气、升阳，药方选补中益气汤加附子、干姜等。

# 诊断　治疗

## 面部的临床表现

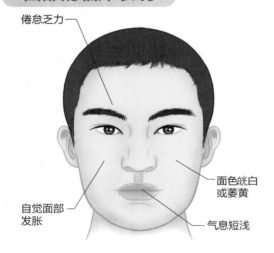

倦怠乏力

自觉面部发胀

面色晄白或萎黄

气息短浅

## 诊断流程图

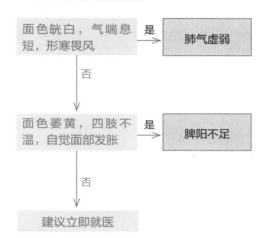

面色晄白，气喘息短，形寒畏风 — 是 → 肺气虚弱

否

面色萎黄，四肢不温，自觉面部发胀 — 是 → 脾阳不足

否

建议立即就医

## 按摩目窗穴，使面部回复自然

此穴具有补气壮阳的功效。经常按摩此穴，可以治疗面目水肿；如能配合按摩阳谷穴，则治疗效果更佳。此穴还可治疗头痛、目赤肿痛、近视等疾病。

取穴技巧 ▶

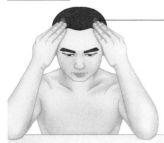

端坐于桌旁，略微低头，臂肘置于桌上，掌心向内，小指平贴于前发际线处，中指指腹所在的位置即是目窗穴。

配伍治病

头痛：
目窗配关冲和风池穴
面目水肿：
目窗配陷谷穴

| 程度 |
| --- |
| 轻 |

二指压法

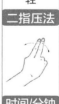

| 时间/分钟 |
| --- |
| 1~3 |

## ● 养心补脾的小妙方

【材料】桂圆肉15克，红枣5颗，粳米100克。

【做法】将上述材料加水煮成粥，温服。

【功效】养心补脾，滋补强身。

# ㊺ 面部抽搐 肝气郁结／脉络受阻

面部抽搐，是指人面部的眼睑、嘴角及面颊肌肉的抽搐，通常仅出现于面部的一侧。面部抽搐，多与情志因素有关，通常女性多于男性。根据经络的走向，手足六阳经脉都在面部汇聚，所以有"头为诸阳之会"之说。

## ● 自我检视

①肝气郁结会使人出现颜面抽搐，头晕，耳鸣，急躁，或伴有哭闹，脉弦缓，舌红，苔薄白的现象。②风邪阻络会使人出现颜面突然抽搐，并伴有头痛，鼻塞，恶寒，流泪，脉浮，舌淡红，苔薄白的现象。③肝风内动会使人出现颜面抽搐，时感头痛，头晕，每遇愤事，抽搐加剧，脉弦细有力，舌暗红，苔薄黄，偏干的现象。④风痰阻络会使人出现颜面抽搐，患侧面肌发麻，伴有面部虚浮，眩晕，咳痰，口干不欲饮，脉弦滑，舌体肥大，苔薄白润的现象。

## ● 找准病因是关键

①肝气郁结而出现的颜面抽搐，常因情绪波动而诱发，特别是与人发生争吵时最易发生。肝气郁结日久必耗肝血，肝血不足则可使肝气失疏，所以，它常与肝血失荣所致的颜面抽搐互见。②风邪阻络而出现的颜面抽搐，是由于风寒外袭，阻于阳明脉络所致。③因肝风内动而出现的颜面抽搐，为肝气素旺，上窜化风，扰动面部脉络而形成。④风痰阻络而出现的颜面抽搐，多见于口眼歪斜，或风痰眩晕经久不愈的患者。由于病久气虚，风痰久稽经络，风痰相搏，脉络失去约束，遂见颜面抽搐。

## ● 好身体靠调养

对于肝气郁结而引起的颜面抽搐，治疗应疏肝理气，常用方剂为逍遥散。对于风邪阻络而引起的颜面抽搐，治疗时应疏散风邪，佐以解痉，常用方剂为菊花茶。对于肝风内动而引起的颜面抽搐，治疗时应平肝息风，常用方剂为羚角钩藤汤，或天麻钩藤饮。对于风痰阻络而引起的颜面抽搐，治疗时应补气、祛痰、息风，常用方剂为千缗汤和六君子汤加胆南星。

# 诊 断　治 疗

## 面部的临床表现

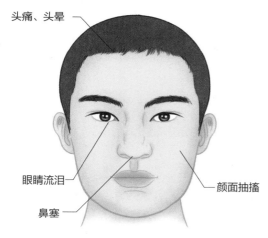

- 头痛、头晕
- 眼睛流泪
- 鼻塞
- 颜面抽搐

## 诊断流程图

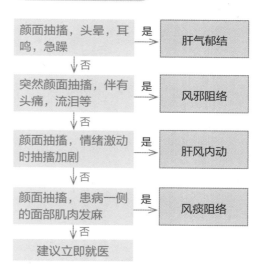

| | | |
|---|---|---|
| 颜面抽搐，头晕，耳鸣，急躁 | 是→ | 肝气郁结 |
| ↓否 | | |
| 突然颜面抽搐，伴有头痛，流泪等 | 是→ | 风邪阻络 |
| ↓否 | | |
| 颜面抽搐，情绪激动时抽搐加剧 | 是→ | 肝风内动 |
| ↓否 | | |
| 颜面抽搐，患病一侧的面部肌肉发麻 | 是→ | 风痰阻络 |
| ↓否 | | |
| 建议立即就医 | | |

## 按摩百会穴，让脸"听从指挥"

此穴具有开窍宁神、平肝息风的功效。经常按摩此穴，可治疗颜面抽搐。还可治疗头痛、眩晕、高血压、中风失语等。

取穴技巧 ▶

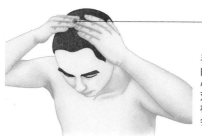

正坐，举起双手，虎口张开，拇指的指尖碰触耳尖，掌心向头，四指朝上。双手中指在头顶正中相碰触之处即是百会穴。

配伍治病
中风失音，不能言语：
百会配天窗穴
小儿脱肛：
百会配长强和大肠俞穴

| 程 度 |
|---|
| 轻 |
| 二指压法 |
| 时间/分钟 |
| 1~3 |

## ● 疏肝理气——黄精灵芝饮

【材料】黄精、灵芝各15克，陈皮、香附各10克，泽泻6克。

【做法】将以上各味一同放入砂锅，加适量水，用大火烧开，再用小火煎煮约30分钟，滤渣取汁，每日分2~3次温服。

【功效】此茶饮可疏肝、理气、解郁，适用于肝郁脾虚所致的食欲不振、胸腹胀满、胁肋疼痛，或恶心呕吐、便溏腹泻等。

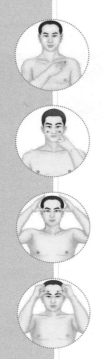

本章看点

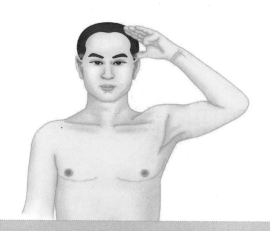

# 第七章

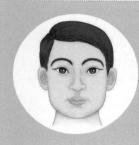

## 望眼诊病

　　中医从整体出发，认识到眼睛虽然为人体的局部器官，但它与全身，特别是与脏腑经络有着密切的关系。《黄帝内经》中说："五脏六腑之精气，皆上注于目。"又说："诸脉者，皆属于目。"可见，"望眼诊病"在面诊中具有重要作用。我们可以通过观察眼睛的色泽、形态，以及眼睛上脉络等的变化来判断病位，辨别疾病的性质和推测疾病预后。

# (46) 眼睛发黄 湿热内蕴／脾虚血亏

眼睛发黄，并伴有尿黄、面黄、身黄的主要症状；一般先从眼黄开始，逐渐遍及全身，被称为"发黄"。这一症状在《黄帝内经》中被称为"黄疸"，以后历代医籍中有"黄瘅""谷疸""酒疸""女劳疸""阳黄""阴黄"等名称。

## ● 自我检视

①湿热内蕴使人的眼睛和身体都发黄，且黄色鲜明。症见发热，口渴，身倦无力，食少纳呆，厌恶油腻，恶心呕吐，舌苔黄腻，脉象滑，且跳动急速。②淤血内阻会使人眼睛发黄，然后身体发黄，其色晦暗，面色青紫或黧黑；或胁下有肿块，疼痛不舒；或有低热；或大便漆黑，脉弦涩或细涩。③脾虚血亏会使人的眼睛发黄，肌肤发黄，无光泽，神疲乏力，心悸失眠，头晕，爪甲不荣，舌质淡，脉濡细。

## ● 找准病因是关键

①湿热内蕴出现的眼睛发黄，是由于湿热蕴结中焦，熏蒸肝胆，胆液外泄，浸渍于肌肤所致。根据湿热的不同程度又有热重于湿、湿重于热、湿热并重三种症候。②淤血内阻出现的眼睛发黄，通常是由于肝郁气滞，日久成淤；或因湿热黄疸迁延不愈，湿郁气滞，淤积肝胆，胆汁外溢所致。③脾虚血亏出现的眼睛发黄，是由于劳倦内伤或久病，使脾胃虚弱，气血亏损，肝失所养，疏泄失职，胆汁外溢所致。

## ● 好身体靠调养

对于湿热内蕴引起的眼睛发黄，应区别治疗。热重于湿者，清热利湿，佐以通便，药方选栀子大黄汤；湿重于热者，利湿化浊，佐以清热，药方选茵陈五苓散；湿热并重者，清利湿热，佐以解毒化浊，药方选茵陈蒿汤。对于淤血内阻引起的眼睛发黄，因为此病比较顽固，不易速愈，所以治疗以活血散淤、软坚散结为主，用药选大黄蛰虫丸等。对于脾虚血亏引起的眼睛发黄，治疗时应健脾、补气、养血，药方选小建中汤、十全大补汤等。

# 诊断 治疗

## 面部的临床表现

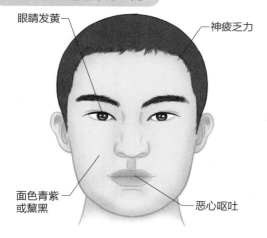

眼睛发黄
神疲乏力
面色青紫或黧黑
恶心呕吐

## 诊断流程图

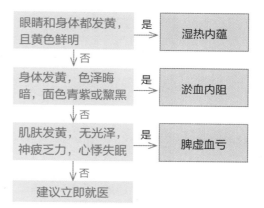

| 眼睛和身体都发黄，且黄色鲜明 | 是 | 湿热内蕴 |

否

| 身体发黄，色泽晦暗，面色青紫或黧黑 | 是 | 淤血内阻 |

否

| 肌肤发黄，无光泽，神疲乏力，心悸失眠 | 是 | 脾虚血亏 |

否

建议立即就医

## 按摩青灵穴，可治疗眼睛发黄

此穴有理气止痛、宽胸宁心的功效。经常拍打、按揉此穴位，可以治疗眼睛发黄，对神经性头痛、心绞痛等也有很好的调理作用。

取穴技巧 ▶

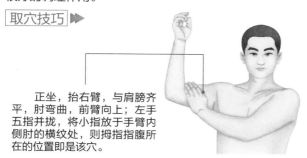

正坐，抬右臂，与肩膀齐平，肘弯曲，前臂向上；左手五指并拢，将小指放于手臂内侧肘的横纹处，则拇指指腹所在的位置即是该穴。

| 程 度 |
| 适度 |
| 拇指压法 |

配伍治病

肩臂痛：
青灵配曲池穴

| 时间/分钟 |
| 1~3 |

## ● 护眼妙方——猪肝鸡蛋粥

【材料】猪肝50克，鸡蛋1个，粳米50克，盐、姜、味精各少许。

【做法】将猪肝洗净，切细，与粳米一同煮粥；熟时打入鸡蛋，加盐、姜、味精调味，稍煮即可。空腹食用，每日或隔日食用一次。

【功效】补肝明目。适用于患夜盲症、视物不清者。

#  上眼睑下垂 中气下陷 / 风邪入络 / 气血淤滞

上眼睑下垂，是指人的眼睑下垂，难以抬举，影响眼睛看东西。轻者半掩瞳仁，重者黑睛全遮，垂闭难张。上眼睑下垂，一般分为先天性与后天性的两种。先天性上眼睑下垂多双眼同病，由遗传或先天发育不全引起；后天性上眼睑下垂多单眼发病，得之于病后创伤或其他原因。

## ● 自我检视

①中气下陷会使人的上眼睑下垂。该病起病较缓，上眼睑缓慢下垂，而后逐渐加重；轻者半掩瞳仁，重者黑睛全遮，垂闭难张。患者瞻视往往仰首提眉，久则额部皱纹深凹，甚则需以手提睑，方能见物。全身体弱乏力，形寒气短，四肢虚软，舌淡质嫩，脉虚沉微。或见脱肛，女性或见子宫脱垂。②风邪侵入脉络会使人的上眼睑下垂，起病较急。该病因会导致患者忽然上眼睑下垂，兼痒如虫行，头痛，目胀，舌红，脉浮浅，且跳动急速。③气滞血淤会使人上的眼睑下垂，这种人有明显的眼部或头额部的外伤史，多因外伤所致。

## ● 找准病因是关键

①因中气下陷出现的上眼睑下垂，多因饮食不节或忧思伤脾，又因平素脾胃虚弱，以致中气下陷而成。②风邪侵入脉络出现的上眼睑下垂，是因外感风邪，入里中络，筋脉受损所致。风善行而数变，故发病急速。临床常见的是上眼睑忽然下垂，风盛则痒，上冲头目，头痛目胀。③气血淤滞出现的上眼睑下垂，主要是因眼部或头额部遭受外伤，淤血阻滞经络，胞睑纵而不收；或筋脉已断，气滞血淤，胞睑无力提举。

## ● 好身体靠调养

对于中气下陷而引起的上眼睑下垂，治疗时应补中益气，药方选补中益气汤。对于风邪侵入脉络而引起的上眼睑下垂，治疗时应养血祛风，药方选除风益损汤。对于气血淤滞而引起的上眼睑下垂，治疗时应行气活血，药方选祛淤四物汤。

# 诊断 治疗

## 面部的临床表现

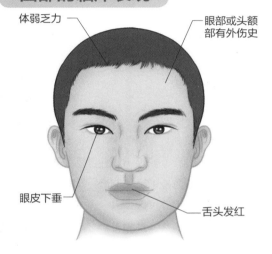

体弱乏力

眼部或头额部有外伤史

眼皮下垂

舌头发红

## 诊断流程图

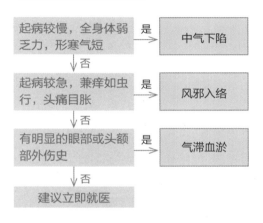

| 起病较慢，全身体弱乏力，形寒气短 | 是 → | 中气下陷 |
|---|---|---|
| ↓ 否 | | |
| 起病较急，兼痒如虫行，头痛目胀 | 是 → | 风邪入络 |
| ↓ 否 | | |
| 有明显的眼部或头额部外伤史 | 是 → | 气滞血淤 |
| ↓ 否 | | |
| 建议立即就医 | | |

## 按摩阳白穴，让眼睑回复原位

　　此穴位几乎能治疗所有的眼部疾病，具有明目祛风的作用。经常按摩此穴位，可有效治疗眼睑下垂。此穴还可治疗头痛、视物模糊、面部神经麻痹、眼睑瘙痒等症。

取穴技巧 ▶▶

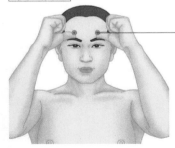

正坐，举起两手，两肘的尖顶放在桌面上；轻握拳，掌心相对，将拇指指尖贴于眉梢的正上方，拇指指尖的正上方即是阳白穴。

| 程度 |
|---|
| 轻 |

**配伍治病**

目赤肿痛、视物昏花、上眼睑下垂：

阳白配太阳、睛明和鱼腰穴

拇指压法

| 时间/分钟 |
|---|
| 1~3 |

### ● 补气佳品——山药薏苡仁粥

【材料】小米100克，薏苡仁30克，莲子15克，红枣10克，干山药30克，白糖30克。

【做法】将山药、薏苡仁、莲子、红枣、小米共同煮粥，粥熟后，加少许白糖。空腹食用，每日2次。

【功效】健脾益气。适用于脾虚、食少纳呆、腹胀便溏、肢体无力等症。

# (48) 眼睛发红 体内有热 / 感染了病毒

眼睛发红，是指双眼（或一眼）白睛红赤。在《黄帝内经》和《伤寒论》中均将其称为"目赤"。其后历代医家根据目赤的病因、病症等不同特点，分别又对其命名有"暴风客热""天行赤眼""赤痛如邪""大小眦红"等名称。

## ● 自我检视

①外感风热会使人出现白睛暴赤，热泪如汤，羞明隐涩，兼见恶寒发热，头痛鼻塞，舌苔薄白，脉浮浅，且跳动急速的情况。②天行时邪会使人出现白睛红赤灼热，眵多黏稠，怕光羞明，眼涩难睁的情况。或先患一眼而逐渐累及两眼，或两眼齐发。传染性很强。③邪热潜伏在脉络中，常见白睛淡红，表面有赤脉纵横，虬蟠旋曲，丝脉粗细稀密不等，久而不愈。④酒毒蕴积在体内，常出现在嗜酒患者身上。其表现为白睛渐渐黄赤，眼涩，干痒，兼见湿热内蕴之症，舌苔黄腻。

## ● 找准病因是关键

①外感风热而眼睛发红，主要为感受风热之邪而发，多发生于风盛之时。②天行时邪而眼睛发红，是因感受时气之毒而发，多偏于热盛。发病急，且传染性强，往往是一人发病，迅即传染，广泛流行。③邪热潜伏在脉络而眼睛发红，多因诸热性眼病失于调治转变而成；或因经久冒涉风沙以及长期近火烟熏；或长期从事精微细致的工作，用眼过度，以致热郁血滞而发病。④酒毒蕴积在体内而眼睛发红的人，必有长期嗜酒的病史。酒毒内蕴，脾弱肝旺，湿热上行，两目渐渐黄赤。

## ● 好身体靠调养

对于外感风热而引起的眼睛发红，治疗时应疏风清热，药方选荆防败毒汤或羌活胜湿汤。对于天行时邪而引起的眼睛发红，治疗时应疏风、散热、解毒，药方选祛风散热饮子。对于邪热潜伏在脉络中而引起的眼睛发红，治疗时应祛邪清热，药方选退热散。对于酒毒蕴积在体内而引起的眼睛发红，治疗时应清热利湿，药方选茵陈五苓散。

# 诊 断　治 疗

## 面部的临床表现

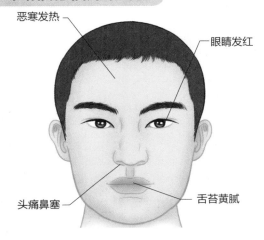

恶寒发热

眼睛发红

头痛鼻塞

舌苔黄腻

## 诊断流程图

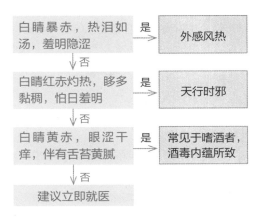

| 白睛暴赤，热泪如汤，羞明隐涩 | 是 → | 外感风热 |

↓否

| 白睛红赤灼热，眵多黏稠，怕日羞明 | 是 → | 天行时邪 |

↓否

| 白睛黄赤，眼涩干痒，伴有舌苔黄腻 | 是 → | 常见于嗜酒者，酒毒内蕴所致 |

↓否

| 建议立即就医 |

## 按摩解溪穴，不再做"红眼太狼"

　　此穴有通络祛火、消炎止痛的效果。按摩此穴，可以治疗眼睛发红、心情烦躁，对头痛、眩晕、眼病等也有很好的调理作用。

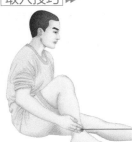

正坐，一腿屈膝，脚放平，用同侧的手掌抚膝盖处；拇指在上，四指的指腹循胫骨直下至足腕处，在系鞋带处，两筋之间的凹陷处即是该穴。

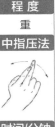

| 程　度 |
| 重 |
| 中指压法 |

配伍治病

足踝痛：
解溪配昆仑、太溪穴
腹胀：
解溪配商丘、血海穴

| 时间/分钟 |
| 1~3 |

## ● 护眼妙方——菠菜汤

　　【材料】猪肝60克，菠菜130克，盐、香油各少许。

　　【做法】水1000毫升，与猪肝、菠菜共煎煮约20分钟，加盐和香油调味，滤渣留汤。

　　【功效】补肝养血，明目润燥。常吃可改善视力，也可治小儿夜盲症、贫血症。

# 49 瞳神散大 气阴两虚／暴怒伤肝

瞳神散大是指瞳神较正常开大，甚至展缩失灵，散而不收，黄仁窄细如线的症状。本症在《兰室秘藏》中被称为"瞳子散大"，在《证治准绳》中则被称为"瞳神散大"，还有被称为"瞳仁开大""瞳仁散大""瞳仁散杳"的。

## ● 自我检视

①气阴两虚会使人出现瞳神散大，视物如在云雾之中，患眼干涩不爽，头晕目眩，体倦乏力，心烦少寐，口咽干燥，舌红苔黄，脉濡细的现象。②阴虚、火热、上炎会使人出现瞳神散大，视物模糊，目赤眵结，耳鸣耳聋，腰膝酸软，遗精滑泄，舌红苔少，脉虚细，且跳动急速的现象。③暴怒，伤及肝脏，会使人瞳神散大，视物昏蒙，面红目赤，胸闷胁痛，烦躁不宁，嗳气少食，舌红苔薄，脉弦。

## ● 找准病因是关键

①气阴两虚而出现的瞳神散大，属于虚证，多由心肝火盛所致。火热灼津，瞳神失养，故瞳神散大，视物如在云雾之中。常伴有头晕目眩，口咽干燥，肢倦乏力等症。②阴虚火旺而出现的瞳神散大，为本虚标实，多由肝肾阴虚所致。阴虚于下，火旺于上，故瞳神散大，目赤眵少而结，常伴有耳鸣耳聋，腰膝酸软等症。③暴怒伤肝而出现的瞳神散大，多由肝气上逆所致。肝郁不达，怒则气上，故瞳神散大，视物昏蒙，伴有面红目赤，胸闷胁痛等症。

## ● 好身体靠调养

瞳神为先天之精气所生，后天之精气所养。精气失于敛聚，则瞳神散大。所以，该症的调治原则应该为聚敛精气。

对于气阴两虚而引起的瞳神散大，治疗时应益气养阴，药方用六味地黄丸。对于阴虚火旺而引起的瞳神散大，治疗时应滋阴降火，药方用知柏地黄丸。对于暴怒伤及肝脏而引起的瞳神散大，治疗时应疏肝理气，药方用调气汤，兼服磁朱丸。

# 诊断 治疗

## 面部的临床表现

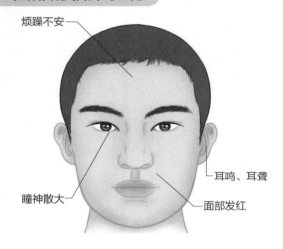

- 烦躁不安
- 瞳神散大
- 耳鸣、耳聋
- 面部发红

## 诊断流程图

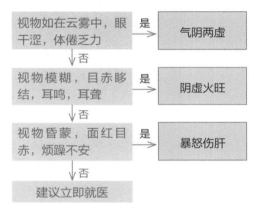

视物如在云雾中，眼干涩，体倦乏力 —是→ 气阴两虚

↓否

视物模糊，目赤眵结，耳鸣，耳聋 —是→ 阴虚火旺

↓否

视物昏蒙，面红目赤，烦躁不安 —是→ 暴怒伤肝

↓否

建议立即就医

## 按摩神门穴，"聚精会神"从现在开始

神门穴是人体精神气的进入之处，此穴具有安神、宁心、通络的功效。按摩此穴对于治疗瞳神散大有很好的疗效；还可治疗心悸、心绞痛、失眠等症。

取穴技巧 ▶

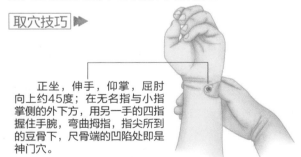

正坐，伸手，仰掌，屈肘向上约45度；在无名指与小指掌侧的外下方，用另一手的四指握住手腕，弯曲拇指，指尖所到的豆骨下，尺骨端的凹陷处即是神门穴。

配伍治病

健忘失眠、无脉症：
神门配支正穴
癫狂：
神门配大椎、丰隆穴

| 程度 |
| --- |
| 适度 |

| 拇指压法 |

| 时间/分钟 |
| --- |
| 1~3 |

### ● 护眼妙方——芝麻枸杞子茶

【材料】沙苑子、菟丝子、何首乌、泽兰各10克，黑芝麻12克，枸杞子20克，盐3克。

【做法】将材料洗净，以沸水焖10分钟，滤去渣，加盐，代茶饮用。

【功效】清肝明目，主治视力减退。

# ㊿ 眼睛不停眨动 肝经风热／肝虚血少

眼睛不停眨动是指眼睑开合失常，时时眨动，不能自主的症状。多与肝脾两脏有关，但有虚实之别。这一症状常发生在儿童身上。

## ● 自我检视

①肝经风热会使人的两眼不断眨动，眼睑的筋肉上下左右如风吹般移动，不能自主。或伴发热，或伴抽搐，舌苔薄白，舌质红，脉细，且跳动急速。②肝气乘脾会使人的两眼睑时时眨动，面色发青，夜卧易惊，食少纳呆，体倦乏力，舌苔白腻，脉濡细。③肝虚血少会使人的双睑连眨不止，眼部涩痒；常以手揉眼，时轻时重，甚者入暮时不能视物，舌淡红，脉濡细。

## ● 找准病因是关键

①因肝经风热而出现的眼睛不断眨动，多是由于风热侵袭肝经，引动内风，循经上扰，故眼睑因筋肉上下左右如风吹般频频眨动，不能自主，甚则手足搐动。②因肝气乘脾而出现的眼睛不断眨动，多因肝气过盛，侵犯脾土所致。③肝虚血少而出现的眼睛不断眨动，多是由于肝血亏损，血虚生风，眼睑的筋肉失于滋养所致，属虚证。症见双睑连眨不止，兼感涩痒难忍。

## ● 好身体靠调养

肝虚血少而出现的眼睛不断眨动为血虚不能荣养筋肉和濡润目窍的虚证。肝气乘脾而出现的眼睛不断眨动，乃是因肝强脾弱而致；疳积伤脾而导致的眼睛不断眨动，乃脾伤疳积所致，它们均属因虚致实之症。诊断时必须加以区别。

对于肝经风热而引起的眼睛不断眨动，治疗时应疏风清热，平肝定搐，药方用泻青丸或柴胡清肝饮。如阴液已伤，应佐以六味地黄丸。对于肝气乘脾而引起的眼睛不断眨动，治疗时应平肝健脾，药方用五味异功散，加柴胡、白芍、姜。如肝风较甚，去人参，加赤芍、蝎尾、钩藤。对于肝虚血少而引起的眼睛不断眨动，治疗时应补肝养血，药方用养肝丸加减。也可选用新鲜猪肝、羊肝进行煮食。

# 诊　断　治　疗

## 面部的临床表现

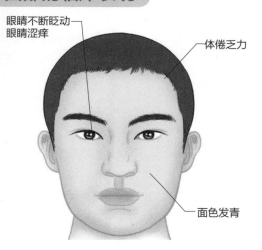

眼睛不断眨动
眼睛涩痒

体倦乏力

面色发青

## 诊断流程图

眼睛不断眨动而不能自主 — 是 → 肝经风热

↓否

两眼睑时时眨动，面色发青，体倦乏力 — 是 → 肝气乘脾

↓否

双睑连眨不止，眼睛涩痒，时轻时重 — 是 → 肝虚血少

↓否

建议立即就医

## 按摩瞳子髎穴，让漂亮的眼睛"定格"

　　此穴几乎可以治疗所有眼部疾病，如目赤肿痛、结膜炎、青光眼等。而眼睛不断眨动多由于肝虚血少所致，如结膜炎。此穴还可治疗头痛、三叉神经痛等。

取穴技巧▶

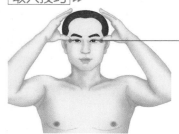

端坐，两手屈肘朝上，手肘弯曲，四指朝天，掌心相对。以两手的拇指置于头部两侧，太阳穴的斜下前方，两拇指相对用力的垂直按压处即是瞳子髎穴。

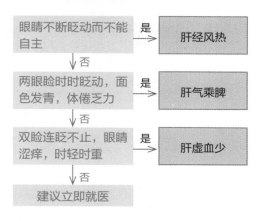

| 程　度 |
| --- |
| 重 |

配伍治病

目生内障：
瞳子髎配合谷、头临泣和睛明穴
妇人乳肿：
瞳子髎配少泽穴

拇指压法

时间/分钟
1~3

## ● 护眼妙方——芎归鸡汤

【材料】熟地黄、当归、川芎、天冬、枸杞子、白芍、菊花、牛膝各5克，甘草3克，鸡汤200毫升。

【做法】将药材洗净后，用纱布包好，将鸡汤与以上药材一周放入锅中，共炖1小时。

【功效】滋补肝肾、养血明目，适用于肝肾阴虚、精血不足所致的视力减退者。

# (51) 眼内障 阴津不足／体内火盛

“眼内障”是指瞳神内黄精混浊，逐渐发展成翳障，影响视力，甚至失明的症状。因其从内而蔽，所以叫作“内障”。《目经大成》中说：“此症盖目无病失明，金井之中，有翳障于神水之上，曰内障。”多见于老年人，也有因胎患或外伤震击所导致的情形。

## 自我检视

①脾虚会使人出现视物模糊，不能久视，视久则酸痛，渐致失明的现象。兼见面色㿠白，肢体倦怠，气怯懒言，食少纳呆，舌淡，脉虚细。②阴津亏损会使人出现视觉昏花，自觉空中黑花缭乱，继则视歧，复视，瞳神呈淡白或淡黄，逐渐致全白而失明的情况。③体内火盛会使人出现视物昏花，眼前蝇飞蝶舞，或若垂蟢，或若薄烟轻雾，不痛不痒，渐渐加重而失明的情况。④外伤会使人出现眼珠顿挫损伤，瞳神内黄精逐渐混浊，视物昏蒙，甚则只辨三光的情况。

## 找准病因是关键

①脾虚而出现的眼内障，多因饥饱劳倦，饮食不节，损伤脾胃，脾虚气弱，升降失司，清阳不能充养瞳神所致。②阴津亏损而出现的眼内障，多因年高体弱，或房劳过度，阴津耗伤，不能充养目窍而致。③体内火盛而出现的眼内障，多因劳心竭思，过食辛热炙煿，暴怒念郁，肝木不平，内挟心火，蒸灼神水、神膏，瞳神内黄精混浊所致。④因外伤而出现的眼内障，多是由于外伤损伤了神水、神膏，损及了黄精而混浊，所以会出现目视昏蒙的情况。

## 好身体靠调养

对于脾虚而引起的眼内障，治疗时应健脾补中，益气升阳，药方用补中益气汤，或益气聪明汤，或冲和养胃汤。对于阴津亏损而引起的眼内障，治疗时应养肝益肾、滋阴明目，药方用杞菊地黄丸。对于体内火盛而引起的眼内障，治疗时应清肝泻心、养阴泄热，药方用知柏地黄丸。对于因外伤而引起的眼内障，治疗时应活血行淤，药方用经效散。

# 诊断 治疗

## 面部的临床表现

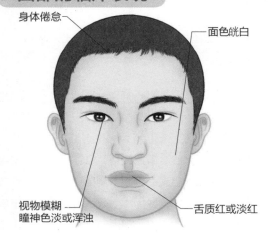

身体倦怠
面色㿠白
视物模糊
瞳神色淡或浑浊
舌质红或淡红

## 诊断流程图

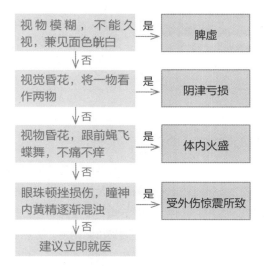

视物模糊，不能久视，兼见面色㿠白 —是→ 脾虚
↓否
视觉昏花，将一物看作两物 —是→ 阴津亏损
↓否
视物昏花，跟前蝇飞蝶舞，不痛不痒 —是→ 体内火盛
↓否
眼珠顿挫损伤，瞳神内黄精逐渐混浊 —是→ 受外伤惊震所致
↓否
建议立即就医

## 按摩四白穴，拥有明亮双眸不是梦

此穴有通络明目、活血养颜的功效。按摩此穴，对治疗眼内障有很好的疗效，还可用来治疗眼睛赤痛、口眼歪斜、面部肌肉痉挛等。

取穴技巧▶

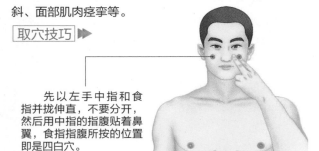

先以左手中指和食指并拢伸直，不要分开，然后用中指的指腹贴着鼻翼，食指指腹所按的位置即是四白穴。

**程度** 适度
**二指压法**
**配伍治病**
口眼歪斜：
四白配阳白、地仓、颊车、合谷穴
**时间/分钟** 1~3

## ● 滋阴养颜——鸭蛋银耳汤

【材料】鸭蛋1个，银耳10克，冰糖20克。
【做法】先将银耳泡发，洗净，放入锅中，加入清水，用文火煮至熟烂；打入鸭蛋，加入冰糖，再用旺火煮至鸭蛋熟透即成。
【功效】滋阴降火、润肺美肤。
【禁忌】鸭蛋性偏凉，故脾阳不足、寒湿下痢者不宜食用。

# (52) 针眼 体内有热毒／脾气虚弱

"眼生偷针"，俗称"针眼""眼疮"，是指在眼睑边缘生小疖。因眼睑内应脾胃，而脾胃属土，故有"土疳""土疡"之称。本症在《黄帝内经》中被称为"目眦疡"。隋代巢元方在《诸病源候论》中称之为"针眼"，指出本症是因"热气客在眦间，热搏于津液"所成。

## ● 自我检视

①外感风热会使人出现胞睑局部轻度的红肿热痛，病变较为局限，触之局部有硬结及触痛，常以近眦部为多。初起微痒、微肿，继则赤痛不能按压。轻者数日内自行消散，重者数日后患处溃破排脓始愈。②热毒炽盛会使人出现胞睑红肿热痛明显，或肿连颧额，或白睛肿胀，局部红肿疼痛，不能按压，晚上尤其严重。③脾虚气弱会使人出现眼睑有微红肿块，疼痛不明显；肿块时起时消，反复发作，日久不愈。或一只眼睛好了，另一只眼睛又发病，或两眼同时反复发作。

## ● 找准病因是关键

①外感风热而出现的针眼，是由于感受到了外来的风热之邪，客于胞睑，阻滞经络，以致局部气血淤滞而成。②热毒炽盛而出现的针眼，多因过食辛辣炙热之物，以致热毒蕴积上冲，发为本病。③脾虚气弱而出现的针眼，常见于胃虚的患者。因胞睑内应于脾，脾虚于内，外应胞睑，风热余毒蕴结，留滞胞睑，余邪未尽，以致针眼反复发作，久治不愈。脾虚常兼见食少便溏等症。

## ● 好身体靠调养

对于外感风热而出现的针眼，治疗时应疏风清热，药方选银翘散。对于热毒炽盛而出现的针眼，治疗时应祛风清热、泻火解毒，药方选通脾泻胃汤。 对于脾虚气弱而出现的针眼，治疗时应健脾和胃、扶正祛邪，药方选资生丸。

# 诊断　治疗

## 面部的临床表现

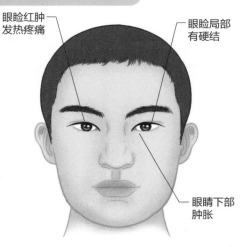

眼睑红肿
发热疼痛

眼睑局部
有硬结

眼睛下部
肿胀

## 诊断流程图

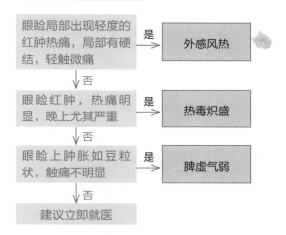

眼睑局部出现轻度的
红肿热痛，局部有硬
结，轻触微痛 ──是── 外感风热

↓否

眼睑红肿，热痛明
显，晚上尤其严重 ──是── 热毒炽盛

↓否

眼睑上肿胀如豆粒
状，触痛不明显 ──是── 脾虚气弱

↓否

建议立即就医

## 按摩角孙穴，让毒素"无处藏身"

　　此穴具有祛湿、降浊、明目的功效。按摩此穴，对治疗和预防针眼有很好的效果。长期按摩此穴，还可治疗白内障、牙龈肿痛、口腔炎等。

取穴技巧▶

　　正坐，用拇指的指腹由后向前将耳翼摺屈，并顺势向上滑向耳翼尖所着之处，拇指所在的位置即是角孙穴。

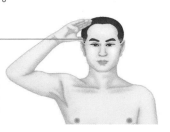

配伍治病

眩晕：
角孙配足临泣穴

程度
重

拇指压法

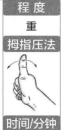

时间/分钟
1~3

## ● 排毒养颜的蔬果汁

【材料】胡萝卜200克，苹果1个，芹菜100克。

【做法】将胡萝卜去叶，洗净，切成可放入榨汁机的大小，将苹果也做同样的处理。将芹菜的须根整理成束，洗净，折弯曲。在榨汁机的容器内先放入冰块，然后将胡萝卜和芹菜放入榨汁机中榨汁，接着再放入苹果一起榨汁。调味上以咸味为宜，也可加入少许柠檬汁。

【功效】保护眼睛、帮助消化、排毒养颜。

# ㊿ 眼睑肿胀 体内有热积聚／湿气停滞

眼睑肿胀，是指上胞下睑肿胀不适。本症在《灵枢·水胀》中名为"目窠上微肿"，在《素问·评热病论》中被称为"目下肿"。《金匮要略·水气病脉证并治》中将其称为"目窠上微拥"。《诸病源候论》中称其为"目风肿候"。《证治准绳》中则将其称为"肿胀如杯""脾虚如毯"。前者为外障实邪，后者乃气虚所致。后世医家多从其说。

## ● 自我检视

①肺脾积热会使人眼睛赤痛，热泪时出，怕光羞明。继则眼睑肿胀，红肿如桃，疼痛拒按，痛引头额，或伴恶寒发热。舌红，脉象急速。②脾虚湿滞会使人上胞水肿，虚肿如球。患处喜按，拭之稍平，少顷复起。目不赤痛，或兼目痒。脉弱，舌胖，苔薄白。

## ● 找准病因是关键

①肺脾积热而出现的眼睑肿胀，多因热邪入里，或饮食失节，以致脾肺积热，壅热上攻，燥火客邪，血分热盛，热积胞睑，发而为病。《银海精微·胞肿如桃》中说："此乃脾肺之壅热，邪客于腠理，致上下胞肿如桃，痛涩泪出。"②脾虚湿滞而出现的眼睑肿胀，多因脾胃气虚，中气不足，运化失司，水湿停于胞睑所致。

因虚而水肿，故按之不痛，且患处水湿稍散，眼睑肿胀稍平，继而水湿复聚，顷复如故。风为肝之气，脾虚则风邪更易侵入，若兼风邪则见口痒。

## ● 好身体靠调养

眼睑肿胀相当于西医所指的"眼睑非炎症性水肿"，如眼睑血管性水肿、肾炎性水肿及营养不良性水肿等。中医认为，眼睑肿胀往往是全身中的疾病在眼睑局部的表现。

对于肺脾积热而引起的眼睑肿胀，治疗时应清火、散风、解毒，药方选散热消毒饮。对于脾虚湿滞而出现的眼睑肿胀，治疗时应补中益气、健脾渗湿，药方选神效黄芪汤或助阳活血汤。

# 诊 断　治 疗

## 面部的临床表现

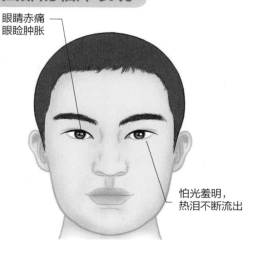

眼睛赤痛
眼睑肿胀

怕光羞明，
热泪不断流出

## 诊断流程图

眼睛赤痛，怕光羞明，眼睑肿胀 —— 是 → 脾肺积热

否 ↓

上眼睑水肿而不痛，按压则好转 —— 是 → 脾虚湿滞

否 ↓

建议立即就医

## 按摩攒竹穴，不做"绿豆蛙"

此穴有活血通络、明目止痛的功效。按摩此穴，可以治疗眼睛红肿，对急慢性结膜炎、视物不清、泪液过多等症状都有缓解作用。

取穴技巧 ▶

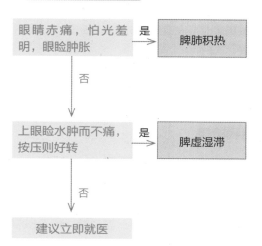

正坐，轻闭双眼，两手肘撑在桌面上，双手四指的指尖向上，将两拇指的指腹由下往上置于眉棱骨的凹陷处，拇指指腹所在的位置即是该穴。

程 度
适度

拇指压法

配伍治病
口眼歪斜、眼睑下垂：
攒竹配阳白穴

时间/分钟
1~3

## ● 养颜明目汤

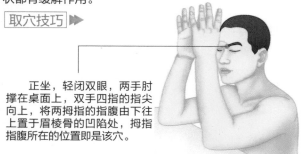

【材料】覆盆子、女贞子、枸杞子、桂圆肉各15克，猪瘦肉200克，蜜枣2颗。

【做法】把所有材料洗净加上1000毫升水，以大火煮10分钟，再转小火煮2小时，让材料完全释放出味道后即可饮用。

【功效】具有改善黑眼圈、眼睑水肿、双目无神的功效。

#  眼睛流泪 肝血不足／阴虚火旺

眼睛流泪是指泪液无制，溢出眼外。《素问·解精微论》中有"风见则泣下"的记述。《神农本草经》称之为"泪出""泣下"。《证治准绳·七窍门》中将其归纳为"迎风冷泪""迎风热泪""无时冷泪""无时热泪"四类。

## ● 自我检视

①肝经虚寒会使人出现迎风流泪的现象，常见于年高，肝血虚之人。主要表现为遇风则冷泪频流，形体消瘦，面色无华，唇淡甲白，舌质淡，脉细。严重的则伴有肢冷身凉，口淡，舌质淡，苔白润，脉沉迟的现象。②肝肾两虚会使人出现常流冷泪的现象，遇寒则更严重。初起泪止如无病症，久则冷泪长流。伴有头昏目眩，瞻视不明，耳鸣，耳聋，失眠，遗精，腰腿酸软，舌苔白，脉细弱的情形。③阴虚火旺会使人出现不时流热泪的情况。主要表现为白天常流热泪，晚上则眼睛干涩。伴有头晕目暗，舌苔薄白或薄黄，舌质红，脉细，且跳动急速的情况。

## ● 找准病因是关键

①肝经虚寒而引起的眼睛流泪，多由肝血不足，不能上荣于目所致。②肝肾两虚引起的眼睛流泪，多由房事不节，精血衰少，或悲伤哭泣，伤阴耗液，致肝肾两虚，阴损及阳，泪液不能节制所致。③阴虚火旺引起的眼睛流泪，多由肝肾阴虚，水火不济，虚火上炎所致。

## ● 好身体靠调养

对于肝经虚寒而出现的眼睛流泪，治疗时应养血驱寒，药方用养血驱寒饮；若兼有肝虚气弱的症候，则用河间当归汤；冷泪日久，目视不明者，可服用枸杞子酒调治。对于因肝肾两虚而出现的眼睛流泪，治疗时应滋养肝肾、补益精血，药方用菊睛丸、肝肾双补丸，配合麝香散搐鼻。对于阴虚火旺而引起的眼睛流泪，治疗时应滋补肝肾、从阴引阳，药方用椒苄丸；如虚中夹实，兼夹肝胆之火者，用加味当归饮。

# 诊断　治疗

## 面部的临床表现

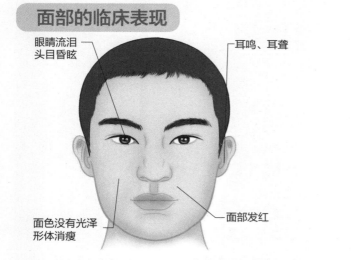

眼睛流泪
头目昏眩

耳鸣、耳聋

面色没有光泽
形体消瘦

面部发红

## 诊断流程图

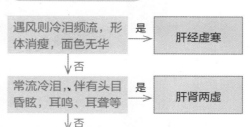

遇风则冷泪频流，形体消瘦，面色无华 —— 是 → 肝经虚寒

↓否

常流冷泪，伴有头目昏眩，耳鸣、耳聋等 —— 是 → 肝肾两虚

↓否

白天流热泪，晚上则干涩 —— 是 → 阴虚火旺

↓否

建议立即就医

## 按摩承泣穴，不做"爱哭鬼"

　　按摩承泣穴，对于经常眼泪失控的人有很好的调理作用，还可以治疗许多眼科疾病，如近视、夜盲症、青光眼、结膜炎等。

取穴技巧 ▶

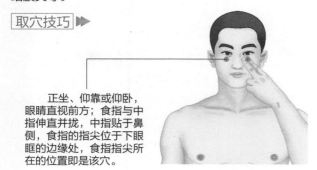

正坐、仰靠或仰卧，眼睛直视前方；食指与中指伸直并拢，中指贴于鼻侧，食指的指尖位于下眼眶的边缘处，食指指尖所在的位置即是该穴。

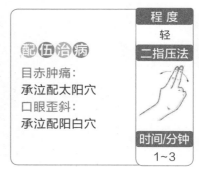

| 程度 |
| --- |
| 轻 |

配伍治病

目赤肿痛：
承泣配太阳穴
口眼歪斜：
承泣配阳白穴

二指压法

时间/分钟
1~3

## ● 护肝驱寒——蜜糖红茶

【材料】红茶叶5克，蜂蜜、红糖各适量。

【做法】将红茶叶放入保温杯内，以沸水冲泡，随后加盖，焖片刻；调入适量蜂蜜、红糖。

【功效】每日饭前各饮1次，能温中养胃。此茶适用于春天肝气偏旺，脾胃功能不佳者。

本章看点

- 流鼻血
  按摩迎香穴，关住鼻血的"闸门"

- 流鼻涕
  按摩飞扬穴，从此"神采飞扬"

- 鼻子上生疮
  按摩通天穴，畅通经络

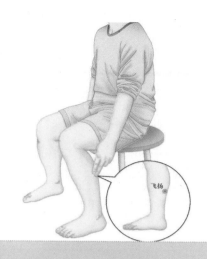

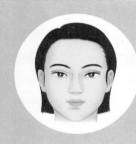

# 第八章
## 望鼻诊病

鼻又称"明堂"，为肺窍，司呼吸，主嗅觉，助发音。《灵枢·脉度》中说："肺气通于鼻，肺和则鼻能知香臭矣。"鼻与人体的十二经脉也有密切联系，鼻及其侧面是五脏六腑表现于外的主要分布区域。所以，观察鼻部的色泽、形态可以预知身体的健康情况。

正常人的鼻子外观端正，大小适中，无红肿疮疖；鼻色红黄隐隐，明润含蓄，鼻毛色黑，疏密适中，鼻黏膜淡红润泽，无鼻塞、流涕、出血等现象。

# ⑤⑤ 流鼻血 体内有"火"／肾阴亏损

鼻子流血即鼻中流血。从病因来看，有饮酒、嗜辛辣食物史者多为胃火炽盛引起的鼻子流血；情志因素者多为肝火旺盛引起的鼻子流血；劳累者多为脾虚、肾虚引起的鼻子流血；大失血者常为阴竭阳脱引起的鼻子流血。

## ● 自我检视

①风热壅肺引起的鼻子流血表现为发热，出汗，口渴，咽痛，咳嗽，痰少，鼻干燥，疼痛，鼻子出血鲜红、量不多，脉浮数，舌苔薄白而干。②胃火炽盛引起的鼻子流血表现为鼻子干燥疼痛，鼻出血量多、色鲜红，心烦，口渴欲饮，口臭，消瘦善饥，大便秘结，小便黄，舌红苔黄，脉洪大且数。③肝火犯肺引起的鼻子流血表现为鼻子出血量多、血色鲜红，反复发作，头胀痛，心烦易怒，口苦咽干，胸胁苦满，目赤，小便黄，舌质红，脉弦且数。④肾阴虚损引起的鼻子流血表现为鼻子出血量不多、血色鲜红，时作时止，反复发作，口干渴，头晕目眩，心悸耳鸣，腰膝酸软，五心烦热，面色潮红，时盗汗，脉细，且跳动急速，舌质红。

## ● 找准病因是关键

①风热壅肺引起的鼻子流血，为风热郁于肌表，上扰鼻窍所致。②胃火炽盛引起的鼻子流血，是由于嗜酒或过食辛辣厚味，胃火上扰，迫血而出。③肝火犯肺引起的鼻子流血，是由于情志不遂，肝郁化火，迫血妄行而致。④肾阴虚损引起的鼻子流血，是由先天肾亏或劳损伤肾，阴虚火旺，上逆迫血而致。

## ● 好身体靠调养

对于风热壅肺引起的鼻子流血，治疗时应当疏风清热，药方以桑菊饮加丹皮、茅根等来清热凉血。对于胃火炽盛引起的鼻子流血，治疗时应当清胃泻火，药方以三黄泻心汤加减。对于肝火犯肺引起的鼻子流血，治疗时应当清肝泻火，药方用犀角地黄汤加龙胆草等，或黛龙汤。对于肾阴虚损引起的鼻子流血，治疗时应滋阴降火，药方用知柏地黄汤加茅根、旱莲草等。

# 诊 断　治 疗

## 面部的临床表现

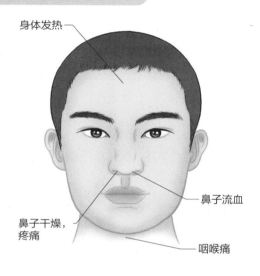

身体发热

鼻子流血

鼻子干燥，疼痛

咽喉痛

## 诊断流程图

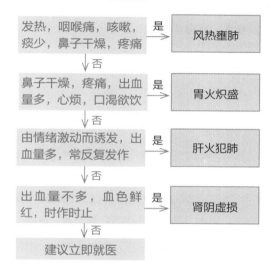

| 发热，咽喉痛，咳嗽，痰少，鼻子干燥，疼痛 | 是 → | 风热壅肺 |

↓否

| 鼻子干燥，疼痛，出血量多，心烦，口渴欲饮 | 是 → | 胃火炽盛 |

↓否

| 由情绪激动而诱发，出血量多，常反复发作 | 是 → | 肝火犯肺 |

↓否

| 出血量不多，血色鲜红，时作时止 | 是 → | 肾阴虚损 |

↓否

建议立即就医

## 按摩迎香穴，关住鼻血的"闸门"

此穴可通窍、活络、止血。按摩此穴，可治疗鼻子出血，还可治疗鼻塞、鼻炎、面部神经麻痹等。

取穴技巧 ▶

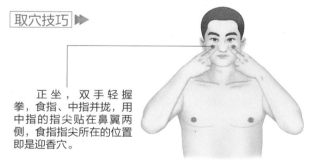

正坐，双手轻握拳，食指、中指并拢，用中指的指尖贴在鼻翼两侧，食指指尖所在的位置即是迎香穴。

配伍治病

急慢性鼻炎：
迎香配印堂、合谷穴
面部神经麻痹、面肌痉挛：
迎香配四白、地仓穴

程　度
适度

二指压法

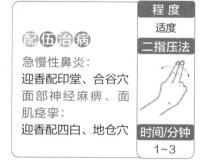

时间/分钟
1～3

### ● 制止流鼻血的小妙方

　　头部稍向前倾，用手指从鼻子外面压迫出血侧的鼻前部（软鼻子处），如同以手夹鼻子的做法。直接压迫5～10分钟。一般流鼻血时运用此法可快速止血。

# 56 流鼻涕 外感风寒／外感风热

流鼻涕，是指从鼻孔内流出分泌物。从流出的鼻涕的性质，临床可分为清涕、白黏涕、黏脓涕、黄脓涕、脓血涕、臭涕等多种。

## ● 自我检视

①风寒引起的流鼻涕表现为鼻涕清稀而多，鼻塞，喷嚏频作，伴发热恶寒，头痛无汗，咳嗽，舌质淡，苔薄白，脉浮紧。②由风热引起的流鼻涕表现为鼻涕色黄，质稠，量多，甚则鼻孔周围红肿疼痛，鼻塞，兼见头痛，发热，恶风，咳嗽出汗，舌红苔白。③由湿热引起的流鼻涕表现为鼻涕黄浊而量多，甚则倒流，气味腥臭，鼻塞较重，嗅觉差，伴头痛而重，脘闷纳呆，口苦而黏，不欲饮水，小便黄，舌红，苔黄腻。④由气虚引起的流鼻涕表现为鼻涕清稀如水，日久则白黏，且久久不愈，或时清时黄，或浅黄而臭，鼻塞，遇冷或接触某些过敏物而发作，伴有气短懒言，倦怠乏力等。

## ● 找准病因是关键

①由风寒引起的流鼻涕，是由于外感风寒所致。②由风热引起的流鼻涕，是由于外感风热所致。③由湿热引起的流鼻涕，是由于湿热蕴积脾胃，蕴阻鼻窍所致。④由气虚引起的流鼻涕，是气虚不摄所致；且鼻涕量多，兼见气虚之症。

## ● 好身体靠调养

对于由风寒引起的流鼻涕，治疗时应辛温解表、疏风散寒，药方用葱豉汤加味。对于由风热引起的流鼻涕，治疗时应辛凉解表、疏风、清热、通窍，药方选苍耳子散加减。对于由体内湿热而引起的流鼻涕，治疗时应清热、利湿、通窍，湿重于热者则需利湿兼以清热，用加味四苓散；热重于湿者以清热为主，兼以利湿，可用黄芩滑石汤。对于气虚引起的流鼻涕，治疗时应根据不同情况进行区别对待：肺气虚者，治疗时应益肺固表，药方选玉屏风散合苍耳子散；脾肺两虚者，治疗时应补肺、健脾、益气，药方选补中益气汤。

# 诊断 治疗

## 面部的临床表现

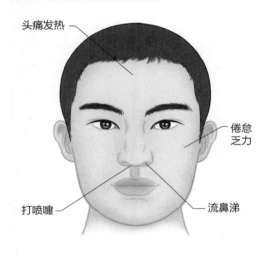

- 头痛发热
- 倦怠乏力
- 打喷嚏
- 流鼻涕

## 诊断流程图

| 鼻涕清稀而多，喷嚏频作，咳嗽不断 | 是 → | 外感风寒 |

↓否

| 鼻涕色黄，质稠，量多，头痛，发热 | 是 → | 外感风热 |

↓否

| 鼻涕黄浊而量多，伴有头痛而重 | 是 → | 湿热内蕴 |

↓否

| 鼻涕清稀如水，日久则白黏，久久不愈 | 是 → | 气虚不摄 |

↓否

建议立即就医

## 按摩飞扬穴，从此"神采飞扬"

此穴具有清热安神、舒筋活络的功效。按摩此穴，可以治疗流鼻涕、鼻塞；还可以治疗头痛、目眩、腰腿疼痛等疾病。

取穴技巧 ▶

正坐，垂足，稍稍将膝盖向内倾斜，一手的食指、中指两指并拢，其他手指弯曲。以食指、中指两指的指腹顺着跟腱外侧的骨头向上摸，小腿肌肉的边缘处即是该穴。

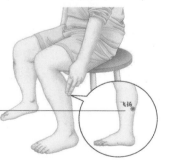

飞扬

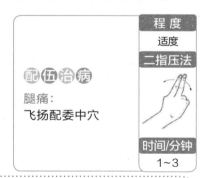

| 程 度 |
| 适度 |
| 二指压法 |

配伍治病

腿痛：
飞扬配委中穴

| 时间/分钟 |
| 1~3 |

## ● 治疗流鼻涕的小妙方

【材料】人参15克，荆芥10克，细辛3克，桔梗10克，诃子6克，煅鱼脑石15克，甘草5克。

【做法】将上述药材用水煎服，每2日1剂，亦可适当调整用量，作丸、散服用。

【功效】通利鼻窍，可预防感冒，也可治疗鼻尖青紫、鼻流清涕及鼻塞不通。

**鼻子上生疮** 体内有热

鼻子上生疮，是指鼻子前孔附近的皮肤红肿、糜烂、灼痒、结痂，有经久不愈、反复发作的特点。《医宗金鉴·外科心法要诀》中说："鼻疳者，因疳热攻肺而成，盖鼻为肺窍，故发时鼻塞赤痒疼痛，浸淫溃烂，下连唇际成疮，咳嗽气促，毛发焦枯也。"

## ● 自我检视

①肺经蕴热、邪毒外袭会使鼻子表现为鼻子前孔灼热干燥，微痒，微痛，皮肤出现粟粒状小丘，继而表浅糜烂，溢出少许黄色脂水或结有黄色痂皮；周围的皮肤潮红，甚至皲裂；久则鼻毛脱落，全身一般无明显症状。②脾胃失调、湿热郁蒸会使鼻子表现为鼻子前孔的肌肤糜烂，潮红焮肿，常溢脂水或结黄浊厚痂，痒痛；偶见皲裂出血，严重者可侵及鼻翼及口唇，鼻窍不通，言谈不利。

## ● 找准病因是关键

①肺经蕴热，风热外袭，淤滞于鼻，熏灼鼻孔处的肌肤，则会出现粟粒状小丘，微红。热盛则肿而痛，灼热干燥，进而结痂。热毒腐灼，肌肤溃破，则糜烂，溢出脂水。风盛则痒而燥裂。②脾胃失调，湿浊内生，蕴而化热，湿热循经上蒸，壅结鼻窍，腐蚀肌肤，则鼻窍肌肤糜烂潮红；湿浊不化，则脂液溢出，积成黄浊厚痂。

## ● 好身体靠调养

对于肺经蕴热、邪毒外袭引起的鼻子生疮，应内外兼治。内治：宜清热泻肺、疏风解毒，可选用黄芩汤加减。若焮热痛甚，可加黄连、丹皮，以助清热解毒、凉血止痛之力，亦可选用银翘散和泻白散加减。外治：将内服的中药渣再煎，湿热敷局部。或用漆大姑、苦楝树叶、桉树叶各30克煎水后洗患处。对于脾胃失调、湿热郁蒸引起的鼻子生疮，也应内外兼治。内治：宜清热燥湿、解毒和中，可选用萆薢渗湿汤加减。外治：可用明矾3克、生甘草10克煎水后洗涤，以清洁、消毒、敛疮。糜烂久不愈者，用瓦松适量，烧灰存性，研末，撒于患处，以燥湿敛疮。

# 诊断 治疗

## 面部的临床表现

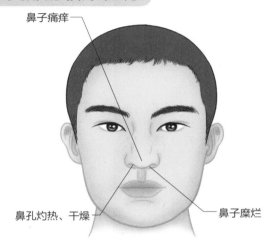

鼻子痛痒

鼻孔灼热、干燥

鼻子糜烂

## 诊断流程图

鼻孔灼热干燠，微痒，微痛，表浅糜烂 —是→ 肺经蕴热，邪毒外袭

否 ↓

鼻子前孔的肌肤糜烂，溢脂水或结黄浊厚痂 —是→ 脾胃失调，湿热郁蒸

否 ↓

建议立即就医

## 按摩通天穴，畅通经络

此穴具有清热除湿、通窍止痛的功效。按摩此穴，可以治疗鼻疮，对头痛、鼻塞、流鼻涕也有很好的疗效。

取穴技巧 ▶

将左手的五指并拢，将小指放在前发际的正中处，找出拇指指尖所在位置，并以此为基点；再把左手的中指与食指并拢，中指的指腹放于基点处，则食指指尖所在的位置即是该穴。

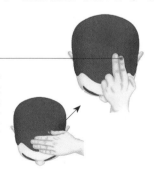

| 程度 |
| --- |
| 适度 |

**二指压法**

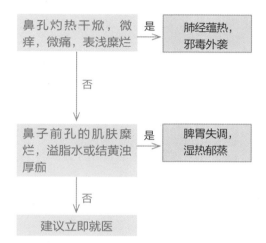

配伍治病

鼻疾：
通天配迎香、合谷穴

| 时间/分钟 |
| --- |
| 1~3 |

## ● 保护鼻子的小妙方

【材料】苍耳子、蝉衣各6克，防风、蒺藜、玉竹各9克，炙甘草6克，薏苡仁12克，百合9克。

【做法】将上述药材用水煎，温服，每日1剂。

【功效】疏风通窍、祛湿健脾，能使鼻部的肤色明润有光泽，可防止鼻部疾患的发生。

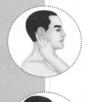

本章看点

- 耳内长肉
  按摩颅息穴，耳朵变聪灵

- 耳内流脓
  按摩耳门穴，肃降体内的浊气

- 耳朵流血
  按摩太冲穴，平息肝火

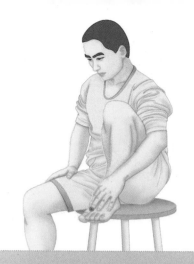

# 第九章
## 望耳诊病

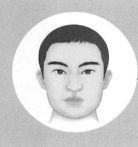

耳司听觉，主平衡，为肾之窍，手足少阳经、手足太阳经和手足阳明经皆络于耳。耳与人体的五脏六腑、四肢百骸都有密切联系，所以，观察耳部也可以了解人体脏腑的健康情况。观察耳窍的色泽、形态和耳中分泌物的变化，可作为诊察身体疾病的途径。

# 58 耳内长肉 体内有热毒

耳内长肉是指耳窍内有小肉突出，形如樱桃，或如羊乳头，或如小蘑菇，或如枣核，头大蒂小。因其形状不一，故又有"耳痔""耳蕈""耳挺"等名称。以肝胆热毒引起的居多。

## ● 自我检视

①因肝胆蕴热、热毒袭耳所生的耳肉，形状大小不一，色红，常湿润，或有稀水溢出，或有脓液，或出血；触之疼痛，痛引巅顶。伴有耳鸣，严重的会导致耳聋，头晕纳差，便干溲赤，舌苔薄黄，脉弦，且跳动急速。②脾肾两虚、邪滞耳窍所生的耳肉，其形多，不大，色淡红，潮湿，迁延日久，耳内稍痛；或有脓水流出，听觉差；伴有脘腹胀闷，腰膝酸痛，眩晕，便溏溲清，舌苔薄白，脉细弱。③因邪毒久留、气滞血淤所生的耳肉，色暗无华，触之疼痛，或出血，或有脓水流出；伴有听觉差，胃纳尚可，舌暗苔薄，脉细涩。

## ● 找准病因是关键

①因肝胆蕴热、热毒袭耳而生耳肉，是耳为肝胆经脉所过，邪热结于肝胆，热毒上蒙清窍，气血受阻，凝聚于耳而成。②脾肾两虚、邪滞耳窍而生的耳肉，是由于脾为后天，肾为先天，肾得后天水谷的精微充养，则精髓旺盛，耳窍聪灵。脾失健运，化源不足，肾气亦虚。耳为肾窍，脾肾两虚，则耳窍受邪，邪毒滞留、气血凝聚而致耳内长肉。③邪毒久留、气滞血淤而生的耳肉，是由于邪毒袭耳，迁延日久，阻塞经络，气血淤滞不散，结聚而成。

## ● 好身体靠调养

对于肝胆蕴热、热毒袭耳引起的耳内长肉，治疗时应清肝泻火，药方选柴胡清肝汤。对于脾肾两虚、邪滞耳窍引起的耳内长肉，治疗时应补益脾肾，药方选桂附八味丸合参苓白术散加栀子、柴胡、连翘等。对于邪毒久留、气滞血淤引起的耳内长肉，治疗时应调和气血、行气化淤，药方选当归桃红汤。

## 诊断 治疗

### 面部的临床表现

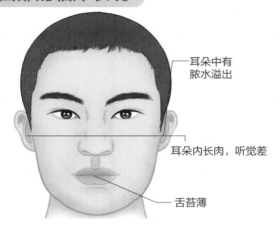

耳朵中有脓水溢出

耳朵内长肉，听觉差

舌苔薄

### 诊断流程图

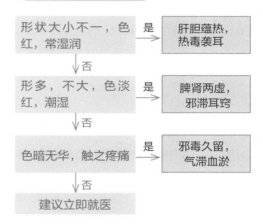

形状大小不一，色红，常湿润 — 是 → 肝胆蕴热，热毒袭耳

否↓

形多，不大，色淡红，潮湿 — 是 → 脾肾两虚，邪滞耳窍

否↓

色暗无华，触之疼痛 — 是 → 邪毒久留，气滞血淤

否↓

建议立即就医

### 按摩颅息穴，耳朵变聪灵

此穴具有通窍聪耳、清热降浊的功效。经常按摩此穴，可清除体内的热毒，消除耳内所长的肉。对头痛、耳鸣、耳聋、中耳炎等也都有明显的缓解和治疗作用。

取穴技巧 ▶

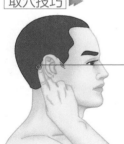

站立，将食指和中指并拢，平贴于耳后根处，食指的指尖所在的位置即是颅息穴。

配伍治病

小儿惊痫、呕吐：
颅息配太冲穴
偏头痛、头风病：
颅息配天冲、脑空、风池和太阳穴

程度
适度
拇指压法

时间/分钟
1~3

### ● 护耳小妙方

【材料】水发腐竹100克，苋菜200克，素油10毫升，葱丝、盐、白糖、味精和葛根淀粉各适量。

【做法】在炒锅中加入油，待热后，放入葱丝并炒出香味，放入腐竹，炒至七成熟；再加入苋菜翻炒，加盐、糖、味精，炒至熟透；勾葛根淀粉芡汁，淋入后即可出锅。

【功效】凉血、清肝、聪耳，经常佐餐食用，可改善和增强听力。

# (59) 耳内流脓 火热上炎／肝胆湿热

耳内流脓是指耳内流出脓液，其色或黄，或青，其质或稠，或稀。对本症的记载首见于《诸病源候论》，该书中将其称之为“聤耳”。明代王肯堂的《杂病准绳》中说：“曰聤耳亦曰耳湿，常出黄脓；有风耳毒，常出红脓；有缠耳，常出白脓；有耳疳，生疮臭秽；有震耳，耳内虚鸣，常出清脓。”

## 自我检视

①风热上扰引起耳内疼痛胀闷、跳痛或锥刺状痛，剧痛后，耳内流脓，则痛缓解。其症状为听觉差，头痛，发热，恶风，鼻塞流涕，咽干而痛，口渴，耳膜破溃，有脓溢出，色黄，舌苔薄黄，脉浮数。②肝胆湿热引起的耳内流脓发作急骤，耳重痛，脓出后痛减。伴有发热头痛，口苦咽干，便干溲赤，耳脓黄稠、量多，舌苔黄腻，脉弦数。③肾阴虚损、虚火上炎引起的耳内流脓，时间长，时作时止；脓液清稀无味，伴头晕，耳鸣，耳聋，腰膝酸软，口干心烦；面色潮红且有低热，舌质红，脉细数。

## 找准病因是关键

①风热上扰引起的耳内流脓，为风热邪毒侵袭，传热入里，熏蒸耳窍，火热搏结，生腐而化脓。②肝胆湿热引起的耳内流脓，为湿热之邪蕴结，循足少阳胆经上扰，湿热搏结，化腐而生脓。该病症为急骤的实热证，一般无表证，仅见里实热证。耳膜破损，胀痛更剧，脓黄而稠，且必有肝胆湿热之胸胁苦满、目赤、口苦、咽干的症状。③肾阴虚损、虚火上炎引起的耳内流脓，为肾精虚损，不能制阳；虚火上炎，循经上蒸于耳，耳窍空虚，易受外邪，邪与虚火交蒸，化腐为脓。

## 好身体靠调养

对于风热上扰引起的耳内流脓，治疗时应祛风清热、辛凉解表，药方选银翘散或桑菊饮，并加蒲公英、紫花地丁、野菊花等清热解毒之品。对于肝胆湿热引起的耳内流脓，治疗时应清肝胆湿热，药方选龙胆泻肝汤。对于肾阴虚损、虚火上炎引起的耳内流脓，治疗时应滋阴降火，药方选知柏地黄丸。

## 诊断 治疗

### 面部的临床表现

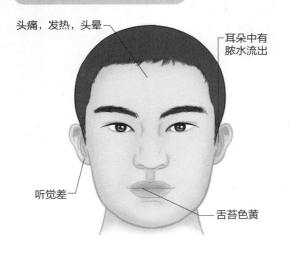

头痛，发热，头晕

耳朵中有脓水流出

听觉差

舌苔色黄

### 诊断流程图

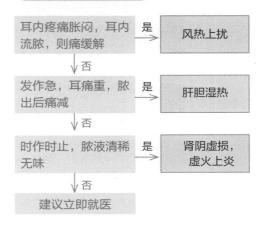

| 耳内疼痛胀闷，耳内流脓，则痛缓解 | 是 → | 风热上扰 |
| 否 ↓ | | |
| 发作急，耳痛重，脓出后痛减 | 是 → | 肝胆湿热 |
| 否 ↓ | | |
| 时作时止，脓液清稀无味 | 是 → | 肾阴虚损，虚火上炎 |
| 否 ↓ | | |
| 建议立即就医 | | |

### 按摩耳门穴，肃降体内的浊气

此穴具有降浊升清的功效。按摩此穴，可以有效地治疗耳朵流脓，还可治疗重听、耳鸣、耳道炎。长期按摩此穴，对上齿疼痛、耳聋等也有很好的改善作用。

取穴技巧 ▶▶

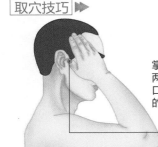

正坐，举起双手，指尖朝上，掌心向内，轻扶头，四指放在头的两侧处。拇指指尖摸至耳垂上的缺口前，轻张嘴。拇指指尖垂直揉按的凹陷处即是耳门穴。

| 程度 |
| --- |
| 重 |
| 拇指压法 |
| 时间/分钟 |
| 1~3 |

配伍治病

牙痛：
耳门配丝竹空穴
上齿龋：
耳门配兑端穴

### ● 治疗耳朵流脓的小偏方

在1个干净的器皿中放入1勺蜂蜜，并用适量的酒精稀释。用医用棉球蘸取它擦洗耳朵，每天3~5次，连续擦洗3天。

# (60) 耳朵流血 肝火上炎／阴虚火旺

耳朵流血，即耳窍出血。《冯氏锦囊》中说："耳中出血，少阴火动所致。"李东垣说："耳中无故出血，名曰耳衄。乃肝肾相火上逆，迫血而衄。"耳衄又有虚实之分。

## ● 自我检视

①肝火上逆会使血从耳中突然流出，量较多；耳部疼痛，心烦易怒；或胸胁胀满，口苦，目赤，头痛，小便少；脉弦，且跳动迅速有力，舌质红。②阴虚火旺会使血从耳中缓缓流出，时作时止，量不多；耳部不肿痛，头晕目眩，心悸耳鸣，腰膝酸软，神疲乏力；脉细，且跳动迅速，舌质红。

## ● 找准病因是关键

①肝火上逆引起的耳朵流血，属于实热证。多因七情过极，肝失条达，气郁化火，循经上扰耳窍，迫血妄行所致。出血量多，发作急骤。肝胆火热搏结，每致气血壅滞，所以见耳部疼痛。②阴虚火旺引起的耳朵流血，多是由肾阴不足、水不济火、相火上炎、迫血妄行所致。呈慢性发作，时作时止。肾阴虚则精水不充，脏腑、经络、孔窍失养，而呈心悸、头晕、目眩、耳鸣、

腰酸乏力等肾虚的表现。因肾经不循于耳，乃"假心之腑小肠之脉上贯于耳"（《血证论·卷二》），故无经脉气血壅滞之耳部的肿胀疼痛。脉细，且跳动迅速，舌质红，为阴虚火旺的表现。

## ● 好身体靠调养

耳朵流血均为火旺上扰，迫血妄行而致。但肝火上逆的耳朵流血为实火，阴虚火旺的耳朵流血为虚火。两者的区别在于症状发作的缓急程度、全身表现和耳窍局部的肿痛与否，以及出血量等。

对于肝火上逆引起的耳朵流血，治疗时当清肝泻火，凉血，止血，药方选用犀角地黄汤加龙胆草、旱莲草等，外用龙骨煅灰外敷。对于阴虚火旺引起的耳朵流血，治疗时当滋阴降火，药方选用知柏地黄汤加麦冬、玄参。

# 诊断 治疗

## 面部的临床表现

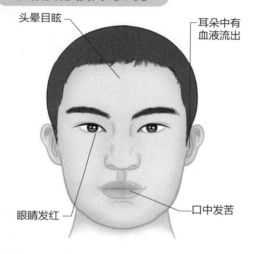

头晕目眩

耳朵中有血液流出

眼睛发红

口中发苦

## 诊断流程图

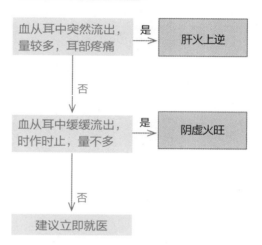

血从耳中突然流出，量较多，耳部疼痛 ——是——> 肝火上逆

否

血从耳中缓缓流出，时作时止，量不多 ——是——> 阴虚火旺

否

建议立即就医

## 按摩太冲穴，平息肝火

此穴有平肝、理血、通络的功效。按摩此穴，对于防止耳朵流血有很好的疗效。长期按摩这个穴位，对头晕、失眠、高血压有很好的调理和缓解作用。

取穴技巧 ▶

正坐，垂足，屈左膝，举起脚，置于座椅上；举起左手，手掌朝下，置于脚背上；弯曲中指，中指的指尖所在的位置即是太冲穴。

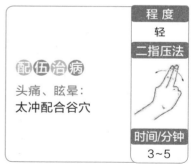

| 程 度 |
| --- |
| 轻 |
| 二指压法 |

配伍治病

头痛、眩晕：
**太冲配合谷穴**

| 时间/分钟 |
| --- |
| 3~5 |

## ● 清热泻火——炒冬瓜

【材料】冬瓜400克，盐6克，香菜10克，味精2克，素油10毫升。

【做法】将冬瓜削去皮，切成长方块；将香菜洗净，切成小段；将炒锅置于中火上，下素油烧热；放入冬瓜，炒至稍软；加盐，放少量水，盖上锅盖；烧熟后加味精、香菜，炒匀即成。

【功效】可清热泻火、平息肝火。

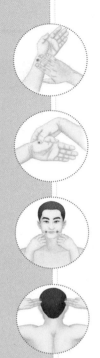

本章看点

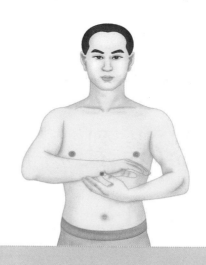

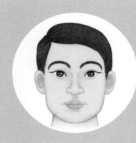

# 第十章
## 望口唇诊病

中医认为，口唇通过经脉与人体的诸多脏器连属，尤其与脾的联系更为密切。《黄帝内经》中说："口唇者，脾之官也。"可见，口为脾的外窍。若脏腑功能正常，津气旺盛上承，则口唇红润光泽，开阖如常；而内脏病变亦必然反映于口唇，并影响其功能。所以，通过观察患者的唇色，干湿情况，唇的形态及异常变化，有助于了解邪正盛衰、病邪属性、病位，乃至病情的发展变化。

# 61 嘴唇燥裂 脾胃热盛／阴虚火旺

嘴唇燥裂，是指口唇出现裂隙或裂沟，古称"唇裂肿""唇燥裂"。中医认为它是脾胃热盛或阴虚火旺所引起。现代医学一般认为它是核黄素（维生素B2）缺乏，或脾胃热盛及阴虚火旺的征象。

## ● 自我检视

①脾胃热盛会引起口唇红肿，有裂沟，伴有大渴引饮，多食易饥，口臭，大便秘结，脉洪大或滑，且跳动迅速、沉实，舌质红，苔黄厚的现象。②阴虚火旺会引起唇赤干裂，颧红，潮热盗汗，虚烦不眠，小便黄，大便秘结，舌质红，苔少，脉象细数的现象。

## ● 找准病因是关键

①脾胃热盛引起的唇裂，多是因为热邪入里，或多食辛辣厚味等所致。唇为脾之外候，足阳明胃经挟口环唇，脾胃热盛，唇失滋养，故可产生唇裂。临床上多伴有烦渴、易饥、口臭等阳明实热的表现。②阴虚火旺引起的唇裂，多是由于急性热病耗伤阴液，或五志过极，化火伤阴，或过服温燥劫阴之药，导致阴虚火旺，火炎

灼口，出现唇裂。并兼有颧红唇赤，潮热盗汗，虚烦不眠，舌质红，脉细数等阴虚内热之象。本证虽与脾胃热盛的唇裂皆为热象，但本证为虚热，彼为实热。

## ● 好身体靠调养

对于脾胃热盛引起的唇裂，当清泻脾胃实热，用清凉饮或滋唇饮，使上下清凉，火热自消。《石室秘录·唇裂》中论唇裂治法时说："火盛之极……大渴呼饮，虽非伤寒之证所得……白虎汤亦可救，但过于太凉，恐伤胃气，往往有热退而生变，仍归于亡。故白虎汤不可轻投也。我有一方，名曰清凉散。"对于阴虚火旺引起的唇裂，应根据具体情况区别对待。实热者在治疗时应清之，泻之；而虚火者的治疗原则，当是"壮水之主，以制阳光"，方用六味地黄丸。

## 诊断　治疗

### 面部的临床表现

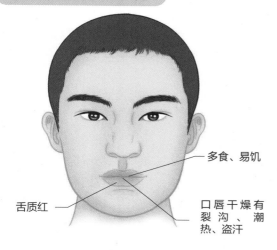

舌质红

多食、易饥

口唇干燥有裂沟、潮热、盗汗

### 诊断流程图

口唇红肿，有裂沟，多食，易饥 —是→ 脾胃热盛

否 ↓

唇赤干裂，颧红，潮热，盗汗，虚烦不眠 —是→ 阴虚火旺

否 ↓

建议立即就医

### 按摩下廉穴，畅通经络气血

此穴具有调理肠胃、通经活络的功效。经常按摩此穴，对嘴唇干燥有很好的调理效果。还可治疗头痛、眩晕、目痛等。

取穴技巧 ▶

侧腕屈肘，以手掌按着另一只手臂，拇指位于肘弯处，小指所在的位置即是下廉穴。

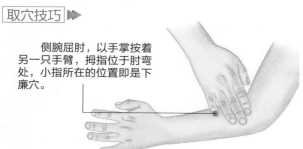

| 程　度 |
| 适度 |
| 二指压法 |

配伍治病

腹胀、腹痛：
下廉配足三里穴

| 时间/分钟 |
| 1～3 |

### ● 护唇小妙方

【材料】蜂蜜10毫升，维生素E胶囊若干。

【做法】用针刺穿胶囊，将维生素E溶液挤进蜂蜜里，将混合物搅拌成淡黄色的糊状即可。睡觉之前用棉棒取一点轻轻地抹在嘴唇上，可以改善和预防嘴唇干燥。

# (62) 嘴唇青紫 脾阳不足／气血淤滞

嘴唇青紫是指口唇出现深青紫色或淡青紫色。《金匮要略》中载有"唇口青"一症，视之为危候，是内脏阴阳气血衰弱的外在表现，因此多伴有脏腑功能衰退的症状。虚则凝滞，可形成虚中夹实证；实则损之，可变为实中有虚证。所以纯实者少，而虚实相兼之候较多。

## ● 自我检视

①脾阳虚弱会引起口唇青紫，其症状为纳少便溏，食后腹胀，手足不温，舌淡苔白，脉沉弱。②痰浊阻肺会引起口唇青紫，伴咳喘痰鸣，甚则张口抬肩，不能平卧。痰浊稠黄，或痰自清稀，脉滑，且跳动迅速，舌苔黄腻或白滑厚腻。③气滞血淤会引起口唇青紫，面色黯红或淡青，胸闷不舒或时有刺痛；或胸胁苦满，气短心悸，脉沉涩而缓，舌黯，有淤斑，苔薄。

## ● 找准病因是关键

①脾阳虚弱引起的唇青紫，其病位在脾。脾之华在唇，脾阳不振，清阳不能上荣于唇，久之可见唇青紫。②痰浊阻肺引起的唇青紫，为实证。是由于宿有咳喘痰疾，肺气不得肃降，津聚生痰；脾虚不能运化，湿停生痰，痰浊蓄留于肺，肺气阻塞，百脉不得朝布而致。③气滞血淤引起的唇青紫，为实证。多因情志所伤，气机不畅，病久，由气入血，淤血阻络，气血不能上荣而致。

## ● 好身体靠调养

对于脾阳虚弱引起的唇青紫，治疗时应温运脾阳，药方选附子理中汤。 对于痰浊阻肺引起的唇青紫，应区别对待。痰热者，治疗时应清化痰热，肃肺降气，药方选麻杏石甘汤加细茶、贝母瓜蒌散；痰湿者，治疗时应温化痰湿，健脾肃肺，药方选苓甘五味加姜辛半夏杏仁汤。对于气滞血淤引起的唇青紫，也应区别对待。气滞偏重者，治疗时应行气活血，药方选瓜蒌薤白半夏汤；血淤偏重的，治疗时应活血化淤，药方选桃红四物汤合失笑散。

# 诊 断　治 疗

## 面部的临床表现

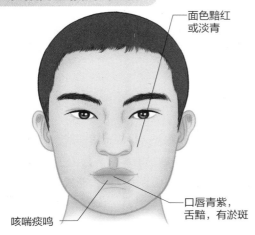

面色黯红
或淡青

口唇青紫，
舌黯，有淤斑

咳喘痰鸣

## 诊断流程图

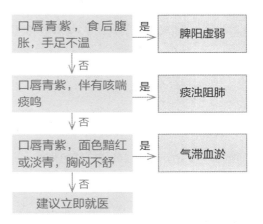

口唇青紫，食后腹胀，手足不温 → 是 → 脾阳虚弱

↓ 否

口唇青紫，伴有咳喘痰鸣 → 是 → 痰浊阻肺

↓ 否

口唇青紫，面色黯红或淡青，胸闷不舒 → 是 → 气滞血淤

↓ 否

建议立即就医

## 按摩天冲穴，补足体内不足的"阳气"

此穴具有益气补阳的功效。经常按摩此穴，可改善因脾阳之气太弱所出现的唇青紫。此穴还可治疗头痛、牙龈肿痛等。

取穴技巧 ▶

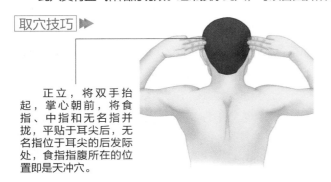

正立，将双手抬起，掌心朝前，将食指、中指和无名指并拢，平贴于耳尖后，无名指位于耳尖的后发际处，食指指腹所在的位置即是天冲穴。

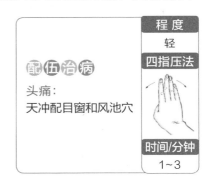

程度
轻

配伍治病

四指压法

头痛：
天冲配目窗和风池穴

时间/分钟
1~3

## ● 让唇色红润的小妙方

【材料】红花3克，母鸡1只，当归15克，无花果2个，橙子1个，盐适量。

【做法】将红花、当归洗净，备用；将橙子去皮切成瓣；将无花果切开；将母鸡清理干净后，用沸水汆烫；去血水，捞出备用；锅中加适量水，放入所有食材，用大火烧开后，转小火慢煲2小时，最后放入盐调味即可。

# 63 咽喉肿痛 肺胃热盛／肺肾阴虚

咽喉肿痛，是指咽部红肿的症状。以咽喉部红肿疼痛、吞咽不适为特征，又称"喉痹"。历代医学文献中有"喉痹""嗌肿""喉风""乳蛾""喉痈"等名称。

## ● 自我检视

①肺胃热盛会引起咽喉红肿，灼热疼痛，有咽喉堵塞感；且颌下结核疼痛，伴高热，口渴欲饮，咳吐黄痰，口臭，舌红，苔黄，脉洪大，且跳动迅速。②热毒壅闭会使咽喉肿胀，疼痛剧烈，说话、吞咽困难，颌下结核疼痛；痰鸣气急，牙关紧闭，如肿胀坚硬、散漫则无脓，肿胀高突，上部紧束，下部软则有脓；伴有发热，口渴，头痛，脉跳迅速，舌红，苔黄。③肺肾阴虚会使咽喉部的喉核肿胀，压之可有豆渣样物渗出，微红，微痛，有咽喉堵塞感，干咳无痰或痰少而黏；伴口渴，五心烦热，午后面部潮红；气短懒言，神疲乏力，舌红，少苔，脉细且数。

## ● 找准病因是关键

①肺胃热盛引起的咽喉肿痛，为里热实证；多由嗜食辛辣炙煿，肺胃蕴热，循经上扰咽喉，气血壅滞而致。②热毒壅闭引起的咽喉肿痛，是由于脾胃积热化火，上扰咽喉，蒸灼肌膜，血肉壅腐而致。③肺肾阴虚引起的咽喉肿痛，是由于身体一向阴虚，虚火上炎咽喉所致。

## ● 好身体靠调养

对于肺胃热盛引起的咽喉肿痛，治疗时当清热、利咽、消肿，药方以金灯山根汤加减。对于热毒壅闭引起的咽喉肿痛，治疗时当清热、解毒、消肿。根据肿胀无脓或有脓，选用五味消毒饮、清咽利膈汤、仙方活命饮加减。对于肺肾阴虚引起的咽喉肿痛，治疗时当养阴清肺，药方用甘露饮。偏于肾阴虚者，腰酸膝软，虚烦失眠，眩晕耳鸣，治疗时应滋肾降火，药方用知柏地黄汤。

# 诊断 治疗

## 面部的临床表现

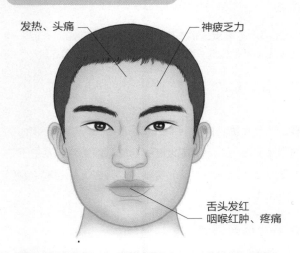

发热、头痛

神疲乏力

舌头发红
咽喉红肿、疼痛

## 诊断流程图

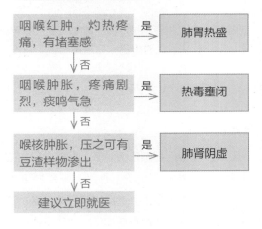

咽喉红肿，灼热疼痛，有堵塞感 —是→ 肺胃热盛

↓否

咽喉肿胀，疼痛剧烈，痰鸣气急 —是→ 热毒壅闭

↓否

喉核肿胀，压之可有豆渣样物渗出 —是→ 肺肾阴虚

↓否

建议立即就医

## 按摩经渠穴，还您一副"金嗓子"

按摩经渠穴可肃降肺气，缓解咽喉肿痛，对治疗咳嗽、支气管炎、哮喘也有很好的疗效。

取穴技巧▶

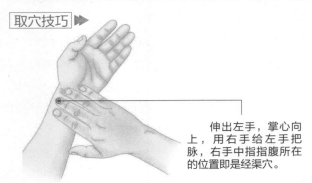

伸出左手，掌心向上，用右手给左手把脉，右手中指指腹所在的位置即是经渠穴。

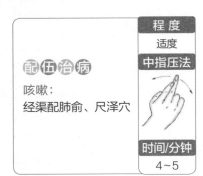

配伍治病

咳嗽：
经渠配肺俞、尺泽穴

| 程度 |
| 适度 |
| 中指压法 |
| 时间/分钟 |
| 4~5 |

## ● 清热泻火——黄石茶

【材料】大黄、石膏、绿茶各3克。

【做法】用150毫升开水冲泡5~10分钟即可。冲饮至味淡。

【功效】清热泻火，消除咽喉肿痛。对外感热病、流行性感冒、小儿腮腺炎也有很好的疗效。

# 64 咽喉溃烂 感染病毒／体内有"火"

咽喉部出现白色腐膜被称作"咽喉腐烂"。严重者可蔓延至鼻部。《重楼玉钥》中说："喉间起白如腐一症，其害甚速。"一般来说，时疫白喉为疫毒所致，有传染性，以小儿多见；其他则无传染性，小儿、成人均可得之。

## ● 自我检视

①时行疫毒会使咽喉疼痛肿胀，局部出现灰白色腐膜，不易拭去，拭去则出血。继则咽喉红肿剧烈，且疼痛干燥，白腐范围较大。然后腐膜经久不退，时或自行脱落，汗出如油，面色苍白如纸，两目直视，四肢不温。②肺胃热盛会使咽部的红肿剧烈，疼痛较剧；喉核部出现白黄色脓点，并逐渐连成腐膜，但其范围固定，易拭去而不出血；高热，口渴，腹胀，便秘。③阴虚火旺会使咽喉出现片状、块状的白色腐膜，但范围较小；伴腰酸，神疲无力，盗汗，舌质红，脉细弱，且跳动迅速。

## ● 找准病因是关键

①时行疫毒引起的咽喉腐烂，前期为疫毒之邪，侵袭肺卫；中期疫毒内传，阳明气分实热；后期疫毒内盛凌心，心阳虚脱，阴阳不相维系，疫毒稽留肺肾，阴虚里热。②肺胃热盛引起的咽喉腐烂，乃是热毒壅阻肺胃，循经上扰，伤腐咽部肌膜，甚至血肉壅滞，化为黄白脓液后溢出。③阴虚火旺引起的咽喉腐烂，是由于先天不足，或素体肾虚，邪毒循足少阴经上扰咽喉，腐伤肌膜而成。

## ● 好身体靠调养

对于时行疫毒引起的咽喉腐烂，应区别对待。前期治疗时应疏风、清热、解毒，药方选用银翘散加土牛膝、僵蚕、蝉衣、山豆根、玄参等。中期治疗时应清热、解毒、消肿，药方用仙方活命饮加僵蚕、蝉衣、土茯苓，如大便干结加大黄。后期治疗时应温阳固脱、益气生脉，药方用四逆汤和生脉散。对于肺胃热盛引起的咽喉腐烂，治疗时应清热、解毒、消肿，药方用普济消毒饮或凉膈散。对于阴虚火旺引起的咽喉腐烂，治疗时应滋阴降火，药方用知柏地黄汤加玄参、麦冬。

# 诊断 治疗

## 面部的临床表现

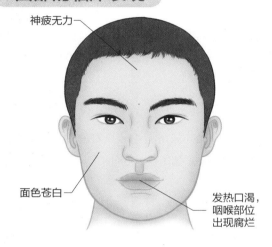

神疲无力

面色苍白

发热口渴，咽喉部位出现腐烂

## 诊断流程图

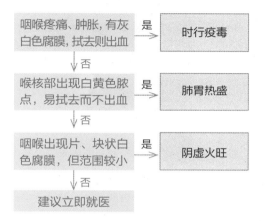

咽喉疼痛、肿胀，有灰白色腐膜，拭去则出血 —是→ 时行疫毒

↓否

喉核部出现白黄色脓点，易拭去而不出血 —是→ 肺胃热盛

↓否

咽喉出现片、块状白色腐膜，但范围较小 —是→ 阴虚火旺

↓否

建议立即就医

## 按摩鱼际穴，给身体"降降火"

按摩鱼际穴有通调肺气、清热泻火、止咳平喘、解表宣肺的效果，对于因体内火热所致的疾病都有很好的疗效。

取穴技巧 ▶

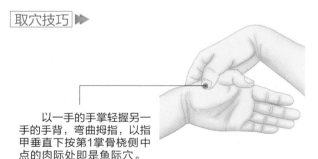

以一手的手掌轻握另一手的手背，弯曲拇指，以指甲垂直下按第1掌骨桡侧中点的肉际处即是鱼际穴。

 配伍治病

咳嗽、咽喉肿痛、失音：
鱼际配合谷穴
哮喘：
鱼际配孔最、天突穴

程度
轻

拇指压法

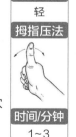

时间/分钟
1~3

## ● 排毒菜谱醋——熘绿豆芽

将绿豆芽洗净，用沸水快速焯一下，在凉水中浸泡后捞起、沥干；将花椒在油锅内炸焦；去掉花椒，放葱炝锅，投入绿豆芽；加盐、白糖、醋、味精翻炒几下，用湿淀粉勾芡后即成。

# 65 流口水 感受风邪 / 脾虚不摄

口角流涎在《黄帝内经》中被称为"涎下"，在《伤寒论》《金匮要略》中被称为"口吐涎"。小儿口中流涎，则名"滞颐"，如《诸病源候论》中所说："滞颐之病，是小儿多涎唾流出，渍于颐下，此由脾冷液多故也。"

## ● 自我检视

①风邪侵袭口角脉络会引起颜面麻木，口眼歪斜，眼睑不能闭合，恶风寒，流泪，流涎，舌苔白，脉浮弦。②脾虚不摄会引起口中流涎淋漓，纳呆食少，神怯面白，或腹胀时满，或便溏泄泻，舌淡苔薄，脉弱。③脾胃热盛会引起口中流涎，口舌疼痛或糜烂溃疡，口干且苦，便秘，尿赤，心烦，食减，舌尖红赤或起芒刺，舌苔黄或黄腻，脉象滑，且跳动迅速。

## ● 找准病因是关键

①风邪侵袭脉络引起的流口水，乃是因为经络空虚，外风乘虚袭于手足阳明之脉，经隧不利，口歪不能闭合，津液失于收摄所致。②脾虚不摄引起的流口水，乃是因为脾胃素虚或伤于饮冷，或虫积为患，耗伤脾胃，致脾气虚寒，无以输布津液，气虚不能摄津所致。

③脾胃热盛引起的流口水，多因素有蕴热或恣食膏腴，致脾胃伏火上蒸或心胃火盛，上迫廉泉，津液外溢所致。

## ● 好身体靠调养

对于风邪侵袭脉络引起的流口水，治疗时应疏风通络，药方用牵正散加蝉衣、荆芥、防风、蔓荆子、钩藤。另外，还应辨其虚实寒热。属虚寒夹杂者，治疗时应益气化痰、息风通络，药方用六君子汤加天麻、秦艽、姜汁；夹热者，治疗时应清热化痰、理气通络，药方用导痰汤加栀子、黄芩、黄连、竹沥。对于脾虚不摄引起的流口水，治疗时应益气健脾、温中摄涎；药方用六君子汤合甘草干姜汤，或用温脾丹。对于脾胃热盛引起的流口水，治疗时应清解脾胃实热，药方用清胃散或泻黄散。

# 诊 断　治 疗

## 面部的临床表现

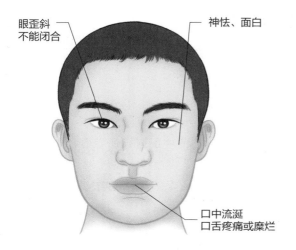

眼歪斜
不能闭合

神怯、面白

口中流涎
口舌疼痛或糜烂

## 诊断流程图

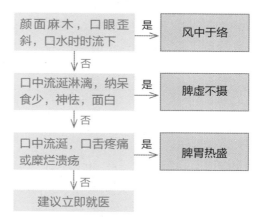

| 颜面麻木，口眼歪斜，口水时时流下 | 是 → | 风中于络 |

↓否

| 口中流涎淋漓，纳呆食少，神怯，面白 | 是 → | 脾虚不摄 |

↓否

| 口中流涎，口舌疼痛或糜烂溃疡 | 是 → | 脾胃热盛 |

↓否

建议立即就医

## 按摩地仓穴，不做"馋嘴猫"

此穴有祛风、通络、活血的功效。按摩此穴，可以治疗流口水，对口歪、牙齿痛也有很好的缓解作用。

取穴技巧 ▶

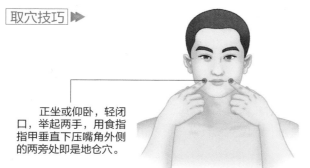

正坐或仰卧，轻闭口，举起两手，用食指指甲垂直下压嘴角外侧的两旁处即是地仓穴。

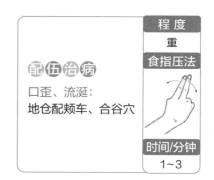

程度
重

食指压法

配伍治病
口歪、流涎：
地仓配颊车、合谷穴

时间/分钟
1~3

## ● 姜糖神曲茶——巧治小儿流口水

【材料】生姜2片，神曲半块，白糖适量。

【做法】将姜、神曲、白糖一同放入锅内，加水煮沸即可。每日分2~3次饮用。

【功效】健脾、温中、止涎。适用于小儿流涎。

# 66 嘴唇颤动 胃火上炎／脾虚血燥

嘴唇颤动又称"唇瞤""唇风"，俗称"驴嘴风"。可发生于上下唇，以下唇颤动较常见。好发于秋冬季节。中医认为，唇为脾之华，《灵枢·五阅五使篇》中说："口唇者，脾之官也。"唇属足太阴脾经，脾虚则血燥生风，故可出现口唇抖动。

## ● 自我检视

①胃火夹风会引起嘴唇发痒，皮肤发红，局部有灼热感；继则出现嘴唇颤动，大便秘结，舌苔黄燥，脉象弦滑。②脾虚血燥会引起下唇发痒，色红且肿；继而口唇干裂，痛如火烧，又似无皮之状，嘴唇颤动；大便干燥，舌质红，少苔，脉细，且跳动迅速。

## ● 找准病因是关键

①胃火夹风引起的嘴唇颤动，是由于胃火因外感风寒或风热失解，入里化热，热传阳明而来；亦可因素嗜辛辣厚味，胃腑蕴热而致。足阳明胃经环唇，胃经实火循经上传，与外风相合，风火相煽，故可发生嘴唇颤动。②脾虚血燥引起的嘴唇颤动，是因人体感受到了秋季燥邪(温燥或凉燥)而引起的血燥，或误服苦寒、温燥之品，耗伤阴血而化燥所致。

另外，口唇疼痛中因胃火所致者，具有明显肿痛，局部有灼热感；因血燥所致者，口唇干裂而痛。关于大便不通：胃火者，为阳明腑热炽盛，大便燥结成实。下唇挟口属足阳明胃经，上唇挟口属手阳明大肠经，故大便秘结时日越多，往往一唇瞤动，肿痛之势愈重；腑气一通，其势立减；血燥生风致瞤者，为脾津不布，手阳明大肠津液不足，大便滞涩难解，无"痞""满""燥""坚""实"等阳明腑热的实证表现。

## ● 好身体靠调养

对于胃火夹风引起的嘴唇颤动，治疗时可用疏风清热、表里双解法，如双解通圣散之类；如兼大便秘结者，可用调胃承气汤。对于脾虚血燥引起的嘴唇颤动，治疗时应养血，疏解风燥。可内服四物消风饮，外搽黄连膏、紫归油。

# 诊 断　治 疗

## 面部的临床表现

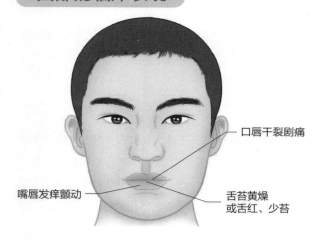

口唇干裂剧痛

嘴唇发痒颤动

舌苔黄燥
或舌红、少苔

## 诊断流程图

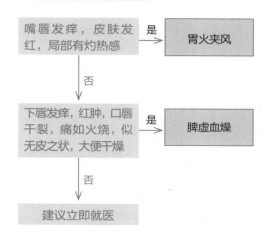

嘴唇发痒，皮肤发红，局部有灼热感 —是→ 胃火夹风

否

下唇发痒，红肿，口唇干裂，痛如火烧，似无皮之状，大便干燥 —是→ 脾虚血燥

否

建议立即就医

## 按摩水沟穴，情况紧急就找它

　　此穴具有开窍清热、通经活络、安宁神志的功效。按摩此穴，可以很好地改善口眼肌肉痉挛的现象。此穴还能有效地治疗休克、昏迷、中暑、颜面抽搐、晕车、口臭等。

取穴技巧 ▶

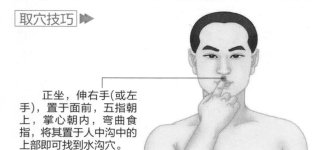

正坐，伸右手(或左手)，置于面前，五指朝上，掌心朝内，弯曲食指，将其置于人中沟中的上部即可找到水沟穴。

配伍治病

昏迷急救：
水沟配百会、十宣和涌泉穴
中暑：
水沟配委中和尺泽穴

| 程度 | 重 |
| 二指压法 | |
| 时间/分钟 | 1~3 |

## ● 补脾益气——四神汤

【材料】猪肠半副，猪肚半副，薏苡仁40克，山药25克，茯苓、芡实各15克，莲子30克，盐、料酒各适量。

【做法】将猪肠和猪肚去除多余的油脂，翻面，用盐抓洗干净，氽烫去腥，切成段，备用。将处理好的猪肠、猪肚加适量水煮开后，加入药材；先用大火煮滚，再用小火煮至猪肠及猪肚熟透，最后加盐、料酒进行调味即可。

## (67) 痰多 肾虚水泛 / 脾胃虚寒

痰多又称"多唾"。这一症状在《太平圣惠方》和《圣济总录》中被称为"肾虚多唾"，表现为自觉口中痰液较多，或有频频不自主吐痰的症状。

### ● 自我检视

①肾虚水泛的痰多表现为痰多且黏稠，头昏目眩，心悸气短，动则尤甚，甚则脐下悸动，舌质淡，苔白滑，脉弦滑。②脾胃虚寒的痰多表现为痰多且稠黏，脘腹痞胀，纳谷不香，少气懒言，倦怠乏力，大便溏薄，面黄少华，舌质胖淡，苔白腻，脉濡弱。

### ● 找准病因是关键

①肾虚水泛的痰多是因为身体禀赋不足，再加上久病，失于调理，致使肾阳亏耗而发。肾主水，其液为痰，阳虚而失其温化之职，则上泛而痰出，所以会出现痰多的现象。②脾胃虚寒的痰多是由于恣食生冷，或过服寒凉药物，或久病，失于调养，致使脾阳不振而发。脾主中气，阳虚气弱，运化无权，失其摄纳之能，则上逆而痰出。

两者的病位一个在下焦，一个在中焦。病在下焦的肾虚水泛痰多，如果动作剧烈，则心悸气短，头昏目眩，主要表现为脐下悸动。病在中焦的脾胃虚寒以脘腹痞满，肢倦便溏，纳谷不运，气短懒言，面黄少华为主要表现。

### ● 好身体靠调养

痰多一症，在肾为肾阳虚衰，气化不行，水邪上泛；在脾为中运不及，气不摄纳，痰液上逆。两者都以虚证为主。对于因肾虚水泛引起的痰多，治疗时应温阳、化气、利水，药方选用真武汤加减。对于因脾胃虚寒引起的痰多，治疗时应温脾扶气，药方选用附子理中汤。

# 诊 断　治 疗

## 面部的临床表现

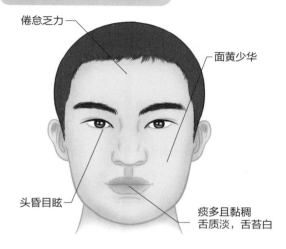

倦怠乏力

面黄少华

头昏目眩

痰多且黏稠
舌质淡，舌苔白

## 诊断流程图

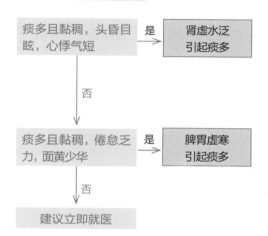

痰多且黏稠，头昏目眩，心悸气短 → 是 → 肾虚水泛引起痰多

否

痰多且黏稠，倦怠乏力，面黄少华 → 是 → 脾胃虚寒引起痰多

否

建议立即就医

## 按摩丰隆穴，治疗痰饮它很"灵"

此穴有化痰、通络的功效，是中医针灸中最好的化痰穴。经常按摩此穴，能够化痰湿、宁神志，还可治疗头痛、眩晕、便秘等。

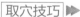 取穴技巧

正坐，屈膝，垂足，一手的手指放于同侧腿的侧部，其中中指位于外膝眼到外踝尖连线的中点处。中指指腹所在的位置即是丰隆穴。

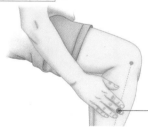

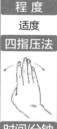

配伍治病

眩晕：
丰隆配风池穴
咳嗽痰多：
丰隆配肺俞、尺泽穴

| 程 度 |
| --- |
| 适度 |
| 四指压法 |
| 时间/分钟 |
| 1~3 |

### ● 健脑补肾方

【材料】核桃仁300克，枸杞子、女贞子、炒莲子各200克，炒红枣50克，低度白酒1500毫升。

【做法】将上述材料装入瓶中或罐内，加入低度白酒，酒应超过中药的高度约3厘米；每天搅动1次，待半个月后酌加蜂蜜，每天适量饮用。

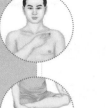

本章看点

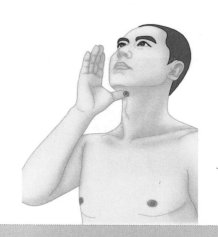

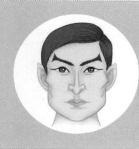

# 第十一章
## 望舌诊病

　　舌不仅是一个辨别味道的器官，也与人体的脏腑有着密切的联系。舌为心之窍，心主血脉，所以舌上的脉络丰富，为多血、多气的表现。一般情况下，舌尖多反映心、肺的病变，舌中部多反映脾、胃的病变，舌根部多反映肾的病变，舌的两侧多反映肝、胆的病变。通过舌诊，可以窥测人体内脏腑的病变。

# 68 舌头开裂 热气太盛

舌上出现裂纹，其形状有横形、纵形、人字形、川字形、井字形等，均称为舌裂。唐朝的孙思邈称之为"舌破"，如《千金方·心脏脉论》中说："脏实……肉热口开舌破。"从临床的观察来看，舌裂一般都主热证，但从苔之有无，以及苔色之不同，主病的差异很大。

## ● 自我检视

①阴虚液涸引起的舌头出现裂纹，无苔，舌质红绛，少津，口干，消瘦，五心烦热；或见出血，发斑，脉细数。②阳明经脉实热引起的舌头出现裂纹，苔黄糙，身热出汗，恶热烦躁，口渴引饮，大便秘结，腹满坚硬，拒按，甚则谵语，循衣摸床，脉洪大，且跳动迅速或沉实。

## ● 找准病因是关键

①阴虚液涸引起的舌裂，多发生于病之极期，常见于温热病后期。因邪热久羁，热毒燔盛，灼烁津液，阴液大伤；或因某些慢性病久延失治，脏腑亏损，伤阴耗液；或因素体阴虚，误食温燥之物后，伤阴所致。②阳明经脉实热引起的舌裂，常见于外感热病过程中邪热炽盛的高峰阶段。病机为邪热内传阳明，搏结于胃肠，化燥成实，消烁津液，而致舌裂。

此外，还需要注意的是，健康之人偶尔也会有舌裂。或与生俱来，或为时已久，但其人一切如常，则不可被视为病态。这种舌裂的特点为舌质呈健康之肉红色，不胖不瘦，不老不嫩，苔薄白荣润，口中津液如常，其人毫无所苦，亦无其他不适感。

## ● 好身体靠调养

对于阴虚液涸引起的舌头开裂的治疗方法，《验舌辨证歌括》中曾概括地说："舌中有槽，阴虚滋阴，有热清热。"药方选增液汤，可滋阴清热，如伴有出血、发斑之症，可与犀角地黄汤合用。对于阳明经脉实热引起的舌头开裂，治疗时应急下存阴、釜底抽薪，药方选大承气汤。

## 诊 断　治 疗

### 面部的临床表现

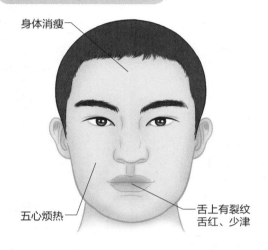

身体消瘦

五心烦热

舌上有裂纹
舌红、少津

### 诊断流程图

舌上有裂纹，舌红，少津，身体消瘦 —是→ 阴虚液涸

否↓

舌上有裂纹，舌苔黄糙，恶热，烦躁 —是→ 阳明实热

否↓

建议立即就医

### 按摩脑户穴，清热降浊又升清

　　此穴有清热、降浊、升清的功效。经常按摩此穴，可改善因体内热气太盛所致的舌头开裂、出血等症状。还可治疗头痛、面赤、眩晕、音哑等。

取穴技巧▶

正坐，伸两手过颈，置于后脑处；掌心向头，扶住后脑勺，四指指尖向着头顶，拇指指腹所在处即是脑户穴。

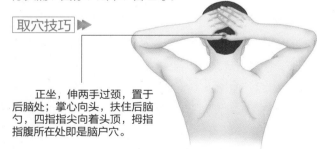

配伍治病

头重痛：
脑户配通天和脑空穴
癫狂痫：
脑户配人中、太冲和丰隆穴

| 程度 |
| --- |
| 重 |
| 拇指压法 |

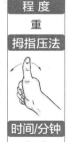

| 时间/分钟 |
| --- |
| 3~5 |

### ● 祛热美食——决明子绿豆瘦肉汤

【材料】决明子15克，绿豆150克，油菜100克，猪瘦肉150克，料酒5毫升，盐2克。

【做法】将决明子、绿豆、猪瘦肉和足量清水加入汤煲中煮沸。放入料酒，转小火煲40分钟。加入油菜，转大火煲沸。待煲煮10分钟后，加盐调味即可。

# (69) 舌头萎缩 痰湿阻络 / 心脾虚弱

舌形敛缩，无力自由伸缩转动，甚至伸不过齿，被称为"舌头萎缩"，也被称为"痿软舌"。本症出自《灵枢·经脉篇》："肌肉软，则舌痿。"临床较为少见，多属危重难治之证。

## ● 自我检视

①体内痰湿阻碍脉络会引起舌软，舌无力转动，言语不利，面白，唇青，胸脘痞满，呕恶痰多，肢体困重，心悸眩晕，脉沉滑，舌淡红，苔白厚、滑腻。②心脾两虚会引起舌软无力，面色无华，唇甲淡白，心悸怔忡，失眠健忘，饮食减少，四肢倦怠，脉细弱，舌淡嫩，苔薄白。③肝肾阴虚会引起舌枯暗而萎，口干齿燥，昏沉嗜睡，神倦耳聋，两颧红赤，脉微细欲绝，舌紫绛无苔。

## ● 找准病因是关键

①体内痰湿阻碍脉络引起的舌头萎缩，是由于肺、脾、肾三脏功能失调，三焦气化失司，尤以脾失转输运化之功能，使津液停蓄不化，聚而生湿，凝而成痰，痰湿闭阻舌脉，则舌之经脉失养而成。②心脾两虚引起的舌头萎缩，是因劳倦伤脾，脾失健运，气血化源不足，久则心脾气血极虚。舌为心窍，又为脾之外候，心脾两虚，气血不足以奉养于舌，筋脉乏气之温煦、血之濡养而发。③肝肾阴虚引起的舌头萎缩，乃是热邪久羁，劫灼肾阴，或伤精、失血之后，下焦阴精被夺，肾阴虚导致肝失滋养，肝阴虚导致下汲肾水，肾经循喉咙，挟舌本；肝经循喉咙入颃颡，肝肾阴虚，不能上贯经脉而致。

## ● 好身体靠调养

对于体内痰湿阻碍脉络引起的舌头萎缩，治疗时应燥湿健脾、涤痰开窍，药方选涤痰汤。对于心脾两虚引起的舌头萎缩，治疗时应补养心脾，药方用归脾汤。对于肝肾阴虚引起的舌头萎缩，治疗时应育阴养液，药方用加减复脉汤。虚风内动明显者，可用三甲复脉汤，以滋阴潜阳，或用大定风珠，以滋阴、潜阳、息风。

## 诊 断　治 疗

### 面部的临床表现

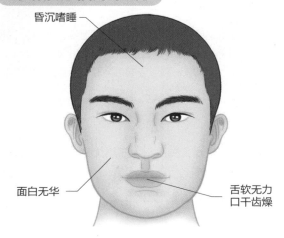

昏沉嗜睡

面白无华

舌软无力
口干齿燥

### 诊断流程图

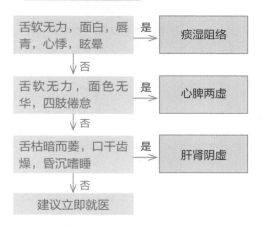

| 舌软无力，面白，唇青，心悸，眩晕 | 是 → | 痰湿阻络 |
|---|---|---|
| ↓ 否 | | |
| 舌软无力，面色无华，四肢倦怠 | 是 → | 心脾两虚 |
| ↓ 否 | | |
| 舌枯暗而萎，口干齿燥，昏沉嗜睡 | 是 → | 肝肾阴虚 |
| ↓ 否 | | |
| 建议立即就医 | | |

### 按摩太白穴，各种脾虚全"赶走"

此穴可治疗各种脾虚的症状。经常按摩、捶打此穴，可治疗脾虚所致的各种疾病，对便秘、脚气、痔疮等也有很好的疗效。

取穴技巧 ▶

正坐，把一侧的脚抬起，放置于另一侧的大腿上，以另一侧手的拇指按压脚的内侧缘，靠近足第1趾的凹陷处即是太白穴。

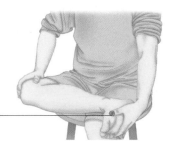

配伍治病

胃痛：
太白配中脘、足三里穴

| 程　度 |
|---|
| 适度 |
| 拇指压法 |

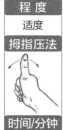

| 时间/分钟 |
|---|
| 1~3 |

### ● 清热化痰——百合萝卜排骨汤

【材料】白萝卜200克，排骨250克，甜杏仁、百合各20克，葱段、姜块、盐各适量。

【做法】将排骨清洗净，放入沸水中除尽血水；将白萝卜洗净，切成块，待用；将甜杏仁、百合用凉水洗净，待用；将汤锅中的水煮沸，把排骨、葱段、姜块放入锅内，用大火煮20分钟后，改用小火煲1小时；这时再将白萝卜、甜杏仁、百合放入锅中，半小时后放入适量盐调味后即可出锅。

【功效】清热祛火、润肺化痰。

# 70 舌头发红 体内有热

舌头的颜色比正常的淡红要深，呈鲜红或深红，称为"红绛舌"，是体内有热的表现。舌红与舌绛，严格地说是两种不同的舌色，主病也有一定的区别。如《舌鉴辨正》中说："色深红者，气血热也；色赤红者，脏腑俱热也。"但舌红与舌绛一般都主热证，二者仅在程度上有轻重之分。绛舌为红舌的进一步发展，其形成的机制及临床意义相类似。

## ● 自我检视

①阳盛实热会导致舌红绛的现象，且多见于温热病邪热亢盛的阶段，邪盛而正未衰。主要临床表现为：舌质红绛，色泽鲜明，发热，心烦躁扰，甚则出现神昏谵语，斑疹隐隐，口渴饮冷，脉洪大，且跳动迅速有力。②阴虚内热会出现舌红绛，且多见于温热病及某些慢性病的后期，正虚邪衰。主要的临床表现为：舌质红绛，色泽晦暗，潮热面赤，心悸盗汗，五心烦热，神倦，脉细，且跳动迅速。

## ● 找准病因是关键

①阳盛实热出现的舌红绛，其成因为邪热内侵：营热蒸腾，热灼营阴。舌质由红转绛，意味着热势逐渐严重。舌质红绛，一般被认为是热入营血的标志。②阴虚内热出现的舌红绛，其成因为邪热久稽，灼烁阴液；或某些慢性病久延失治，阴亏液耗；或因过用汗下，误投燥热药，以致阴液受损，虚火上炎。

## ● 好身体靠调养

对于阳盛实热引起的舌红绛，治疗时应清营凉血，药方选清营汤、犀角地黄汤等。对于阴虚内热引起的舌红绛，治疗时应遵循"壮水之主，以制阳光"的原则。对于温病来说，可以说是"存得一分津液，便有一分生机"，药方选益胃汤、加减复脉汤。如果出现舌质红绛，舌面光滑如猪肝状，干瘪枯萎的现象，多表示胃肾阴液即将亡竭。如《辨舌指南》中说："舌虽绛而不鲜，干枯而瘪者，肾阴涸也。""若舌绛而光亮者，胃阴亡也。"此时，应抓紧用大剂补阴，否则预后大多不佳。

## 诊 断 治 疗

### 面部的临床表现

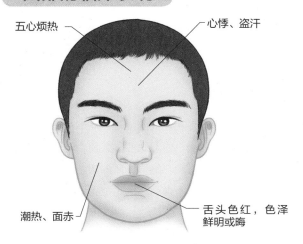

五心烦热

心悸、盗汗

潮热、面赤

舌头色红，色泽鲜明或晦

### 诊断流程图

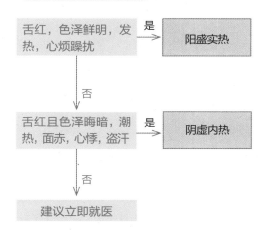

舌红，色泽鲜明，发热，心烦躁扰 — 是 → 阳盛实热

否 ↓

舌红且色泽晦暗，潮热，面赤，心悸，盗汗 — 是 → 阴虚内热

否 ↓

建议立即就医

### 按摩中府穴，肺系畅通无阻碍

此穴具有肃降肺气、和胃利水的功效。按摩此穴，可让肺系畅通无阻，清除体内的热气，改善舌头发红的症状。还可治疗腹胀、喘气、胸满、呕秽、肺热、胆热呕逆等。

取穴技巧 ▶

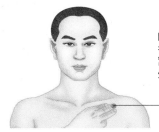

正坐或仰卧，将右手的三指(食指、中指、无名指)并拢，放在锁骨的下窝，中指指腹所在的锁骨外端下即是中府穴。

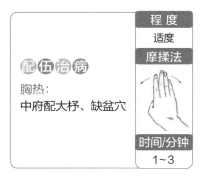

| 程 度 |
| :---: |
| 适度 |
| 摩揉法 |

配伍治病

胸热：
中府配大杼、缺盆穴

| 时间/分钟 |
| :---: |
| 1~3 |

### ● 解暑祛热——红糖绿豆沙

【材料】绿豆l00克，红糖25克。

【做法】将绿豆煮烂，用勺子在锅中将其碾碎成泥，再用小火煮至无汤，加红糖调味后即成。

# (71) 舌上无苔 肾阴不足／气血虚弱

舌上无苔，光滑洁净，严重者如镜面，这样的情形叫作"舌光"，亦被称为"镜面舌""光滑舌""光莹舌""光剥舌""光红柔嫩""舌光无苔"，提示病情危笃。辨证时应当注意。

## ● 自我检视

①胃阴干涸会引起舌红而光，舌面乏津，舌心尤甚，烦渴不安，不思饮食；或知饥不食，干呕作恶；或见胃脘疼痛，肌肤灼热，低热，大便秘结，甚则噎膈，反胃，脉细数无力。②肾阴欲竭会引起舌绛而光，其色干枯不鲜，扪之无津；舌体瘦小，咽喉干燥，面色憔悴，头晕目眩；牙齿色如枯骨，腰膝酸软，潮热盗汗，脉沉细数。③气血两虚会引起舌淡白而光，常见面色㿠白或萎黄，唇甲淡白，头晕眼花，心悸失眠，疲倦乏力，少气懒言，语声低微，手足麻木；饮食不振，大便溏薄，小便清长，脉沉细无力。

## ● 找准病因是关键

①胃阴干涸引起的舌上无苔与肾阴欲竭引起的舌上无苔，两者均为阴液涸竭的虚证，病情危重。乃由汗下太过，或久病失治，或温病邪热久羁，或过服温燥劫阴之药，或失血、伤精，使胃、肾的阴液虚竭，不能上营于舌所致。②气血两虚引起的舌上无苔，多由脾胃损伤，饮食不振，气血无以化生，病久而见气血两虚，舌质不得濡养，舌苔逐渐脱落，新苔不能续生所致。

## ● 好身体靠调养

对于胃阴干涸引起的舌上无苔，治疗时应滋养胃阴，可用益胃汤，或用炙甘草汤去姜、桂枝，加鲜石斛、麦冬。对于肾阴欲竭引起的舌上无苔，治疗时应滋补肾阴，可选十全甘寒救补汤，或左归饮。对于气血两虚引起的舌上无苔，治疗时应健脾养胃、补气生血，药方选用十全甘温救补汤。

## 诊 断　治 疗

### 面部的临床表现

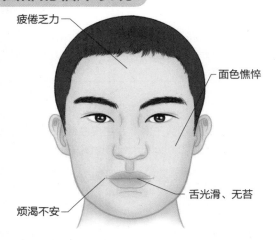

疲倦乏力

面色憔悴

舌光滑、无苔

烦渴不安

### 诊断流程图

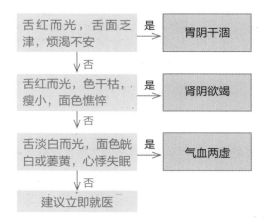

舌红而光，舌面乏津，烦渴不安　是→　胃阴干涸

↓否

舌红而光，色干枯，瘦小，面色憔悴　是→　肾阴欲竭

↓否

舌淡白而光，面色㿠白或萎黄，心悸失眠　是→　气血两虚

↓否

建议立即就医

### 按摩廉泉穴，水液开阖全靠它

此穴有收引阴液的作用。按摩此穴，可有效改善因阴液不足所导致的舌上无苔。此穴还可治疗流口水、舌干口燥、口舌生疮、舌强、中风失语等症。

取穴技巧▶

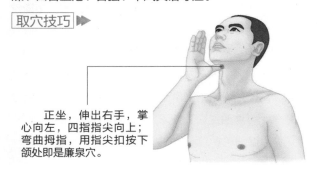

正坐，伸出右手，掌心向左，四指指尖向上；弯曲拇指，用指尖扣按下颌处即是廉泉穴。

**配伍治病**

舌强不语、舌下肿痛、舌缓流涎：
廉泉配金津、玉液和天突穴

程度　轻
拇指压法
时间/分钟　1~3

### ● 益气养阴粥

【材料】黄芪15克，干山药、白芍各10克，黄精20克，大米100克。
【做法】将上述材料煮成粥。
【功效】健脾、益气、补虚，适用于身倦、乏力、气短等病症，如疲劳综合征和贫血。

# (72) 舌头干燥 阳气太盛／阳气太虚

舌上有苔，苔面缺乏津液，舌质干燥；或舌光无苔，望之枯涸，扪之燥涩，被称为"舌头干燥"。此症应与"舌上无苔"加以区别。舌头干燥常伴口渴，并称为"口干舌燥"。

## ● 自我检视

①阳盛灼津会引起舌头干燥，苔黄且燥或焦燥起刺，壮热，面赤，烦躁，口渴，喜冷饮，汗多，便秘溲黄，脉洪数。②阴虚液亏会引起舌头干燥，舌质红绛，少苔或无苔，身热不甚，面色潮红，手足心热，口干欲饮，尿短赤，神色萎靡，脉细数。③阳虚津不上承会引起舌头干燥，苔白，口干不欲饮，或喜热饮；面色㿠白或青灰无华，倦怠嗜卧，食欲不振；腹满冷痛，四肢厥冷，尿清便溏，脉沉迟。

## ● 找准病因是关键

①阳盛灼津引起的舌头干燥，多由外感热病，邪热炽盛，灼烁津液而致。②阴虚液亏引起的舌头干燥，是由热病后期，邪热久羁，阴液亏耗所致；亦有慢性病，久病煎熬至阴液亏损；或五志过极，化火伤阴；或嗜酒及辛热食品，营阴暗耗等，阴虚上炎伤津而致。③阳虚津不上承引起的舌头干燥，是由慢性病久延失治，或经大吐、大泻、大汗，折伐阳气，阳气虚弱，三焦气化失司，水液代谢紊乱，津不上承而致。

## ● 好身体靠调养

对于阳盛灼津引起的舌头干燥，治疗时的重点是清热、祛邪、保津。选方时根据邪热所犯部位而定，如邪热壅肺者，用麻杏石甘汤加芦根、全瓜蒌、鱼腥草等；热在气分者，用白虎加人参汤；热结胃肠者，用承气汤类；热在肝胆者，用龙胆泻肝汤；热在营血者，用清营汤、犀角地黄汤。对于阴虚液亏引起的舌头干燥，治疗原则是滋阴、清热、增液。如胃津匮乏者，选益胃汤；肝肾阴虚者，用青蒿鳖甲汤合六味地黄汤加麦冬、五味子等。对于阳虚津不上承引起的舌头干燥，治疗时宜温阳补气，可选四逆加人参汤；如阳虚水湿停留者，选真武汤，以温阳利水。

## 诊断　治疗

### 面部的临床表现

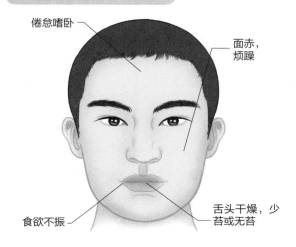

倦怠嗜卧

面赤，烦躁

食欲不振

舌头干燥，少苔或无苔

### 诊断流程图

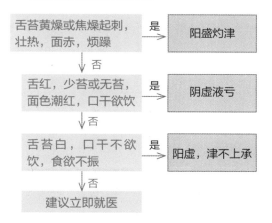

| 舌苔黄燥或焦燥起刺，壮热，面赤，烦躁 | 是 → | 阳盛灼津 |

↓否

| 舌红，少苔或无苔，面色潮红，口干欲饮 | 是 → | 阴虚液亏 |

↓否

| 舌苔白，口干不欲饮，食欲不振 | 是 → | 阳虚，津不上承 |

↓否

建议立即就医

### 按摩曲池穴，让舌头润泽起来

此穴具有散热降浊的功效。按摩此穴，对于烦渴口干、舌头干燥有很好的疗效。此穴还可以治疗胃痛、心悸、中暑等症状。

取穴技巧 ▶▶

正坐，轻抬左臂，屈肘，将手肘内弯，用另一手的拇指下压，此处的凹陷处即是曲池穴。

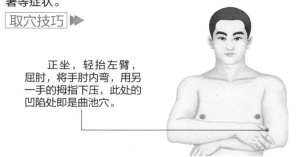

| 程度 |
| --- |
| 适度 |
| 拇指压法 |

配伍治病

咽喉炎、扁桃体炎：
曲池配合谷、外关穴
上肢痿痹：
曲池配肩髃、外关穴

| 时间/分钟 |
| --- |
| 1~3 |

### ● 清热解毒——苦瓜排骨汤

【材料】苦瓜300克，小排骨400克，生蚝3只，新鲜黄豆150克，蜜枣2颗，蒜少许，盐适量。

【做法】将排骨氽烫后再清洗；洗净所有材料；将蒜头拍扁，将苦瓜对切后去瓤，切成大块；在瓦锅内放半锅水，水滚后，放入所有材料；水再滚后，用慢火煲1.5~2小时，放盐后再煲15分钟即可。

# (73) 舌头青色 寒气凝结／体内有淤血

对于舌头出现青色，《舌胎统志》中形容其"如水牛之舌"，是由淤阻而引起。青舌与蓝舌相似，《神验医宗舌镜》中说："五色有青无蓝，蓝浅而青深，故易蓝为青。"《辨舌指南》中说："蓝者，绿与青碧相合。"但青舌多主寒、主淤，蓝舌多主湿热、肝风，且较少见，二者的临床意义不同。

## ● 自我检视

①体内寒气凝结，阳气郁结会引起舌青而润滑，恶寒蜷卧，四肢厥逆，口不渴，吐利腹痛，或下利清谷，或手足、指甲、唇青，脉来沉迟且无力，甚或无脉。②体内淤血凝结会引起舌青而干涩，口燥，漱水不欲饮，面色黧黑，口唇青紫，胸满，皮肤甲错，出血紫黑，脉迟细涩；局部可出现青紫斑块或肿块，肿胀刺痛。

## ● 找准病因是关键

①体内寒气凝结，阳气郁结而引起的舌头青色，多由寒邪直入于里所致。寒为阴邪，阴寒内盛，阳气郁而不宣，气血凝滞，故舌见青色。外感病见此，常为寒邪直中少阴、厥阴之证；或因慢性病，屡经汗下，阳气受伐，肝肾虚衰，寒从内生。舌青意味着阳气将告败

绝。《神验医宗舌镜》中说："若杂病见此……真阳衰绝之候，其有可治者，或稍带微蓝，或略带蓝纹……藏气未绝。"②体内淤血凝结引起的舌头青色，主要原因有三：寒邪入侵脏腑，血得寒则凝；气虚或气滞，不能推动血运，停而为淤；因外伤或其他原因出血之后，离经之血停留在体内。有淤血而见舌青，这和体表受跌扑伤而发青是同一道理。

## ● 好身体靠调养

对于体内寒气凝结，阳气郁结而引起的舌头青色，治疗时应着重温阳祛寒，药方选四逆汤，或附子理中汤，或吴茱萸汤等。对于体内淤血郁结而引起的舌头青色，治疗时除了要活血化淤之外，还需根据致淤原因进行标本同治。

# 诊 断 治 疗

## 面部的临床表现

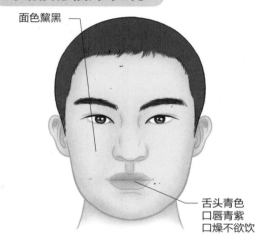

面色黧黑

舌头青色
口唇青紫
口燥不欲饮

## 诊断流程图

舌青润滑，恶寒蜷卧，四肢厥逆 —是→ 寒凝阳郁

↓否

舌青干涩，面色黧黑，口唇青紫 —是→ 淤血郁阻

↓否

建议立即就医

## 按摩商阳穴，体内气血畅通无阻

此穴具有活血止痛的功效。经常按摩此穴，可使体内气血畅通，排除寒气，祛除淤血，改善舌头发青的症状，让舌苔恢复正常的颜色。

取穴技巧 ▶

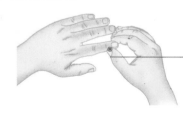

以右手轻握左手食指，左手掌背朝上，屈曲右手的拇指，以指甲垂直掐按靠拇指侧的位置即是商阳穴。

配伍治病

中暑：
商阳配少商、中冲穴
咽喉肿痛：
商阳配合谷、少商穴

程 度
轻

拇指压法

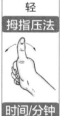

时间/分钟
1~3

## ● 驱寒美食——炖羊肉

【材料】羊肉500克，姜5克，大料、花椒、小茴香各2克，大葱10克，白糖3克，香菜10克。
【做法】把羊肉切成1.5厘米见方的块，用开水汆净后捞出；另起锅，注入适量清水，放入羊肉，加入白糖，将大葱切丝；把姜、大料、花椒、小茴香等佐料装入布袋后封口，放入汤内，将汤用微火炖半小时，其间不停翻动。熟后加香菜、葱丝即可。

# 74 舌头紫色 热毒内蕴／体内有淤血

舌呈紫色，或色紫带绛，晦然不泽，或紫中带青而滑润，均称"舌紫"。舌紫易与舌绛、舌青相混淆。在古代的医学文献里，有认为舌紫乃舌绛的进一步发展者；有因舌紫与舌青的主病相类似将其而归为一类者；也有认为青色属寒、紫色属热而将其辟为两类者。

## ● 自我检视

①热毒内蕴会使舌质紫而带绛，高热，烦躁，甚或昏狂谵妄，斑疹紫黑；或吐血，衄血，脉洪数。②寒邪直中会使舌紫而带青，身寒战栗，四肢厥冷，腹痛吐利；或手、足、指甲、唇发青，脉沉迟，甚或沉伏不起。③淤血内积会使舌质紫而带灰，晦暗不泽；或腹内有结块，伴胀痛；疼痛以刺痛为主，痛处固定不移；面黯消瘦，肌肤甲错，脉细涩。

## ● 找准病因是关键

①热毒内蕴引起的舌头紫色，是因为热邪。常发生于温热病，营热不解，热邪深入血分，热深毒盛，迫血妄行。舌见紫色为血热炽盛的特征。②寒邪直中引起的舌头紫色，病因为寒邪。本证的形成，或因素体虚寒、复感寒邪，或因伤寒失治、误治转属。③淤血内积引起的舌头紫色，其成因有二：一为素有淤血，复又邪热内蕴，经脉淤滞；二为因情志郁结，或因寒湿凝聚，使脏腑失和，气血淤滞，日久淤积成块。舌紫即为淤血内积的症状。

## ● 好身体靠调养

热毒内蕴引起的舌紫与寒邪直中而引起的舌紫，两证均属危重症，必须及时抢救。热毒内蕴而引起的舌头紫色，治疗时应凉血解毒，药方选犀角地黄汤、神犀丹等；对于寒邪直中而引起的舌头紫色，治疗时应迅速使用回阳救逆法，药方选四逆汤、回阳救急汤等。对于淤血内积而引起的舌头紫色，以活血化淤为主，药方选膈下逐淤汤、血府逐淤汤之类。

## 诊 断　治 疗

### 面部的临床表现

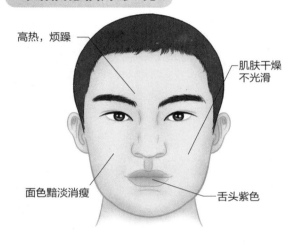

高热，烦躁

肌肤干燥不光滑

面色黯淡消瘦

舌头紫色

### 诊断流程图

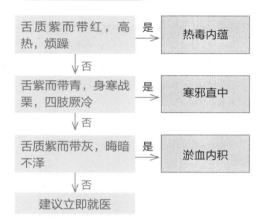

舌质紫而带红，高热，烦躁 → 是 → 热毒内蕴
↓否

舌紫而带青，身寒战栗，四肢厥冷 → 是 → 寒邪直中
↓否

舌质紫而带灰，晦暗不泽 → 是 → 淤血内积
↓否

建议立即就医

### 按摩阳溪穴，散内淤顺气血

此穴具有疏通气血、通经散淤的功效。按摩此穴，可以清除体内淤血，使气血畅通，改善舌头青紫的症状。

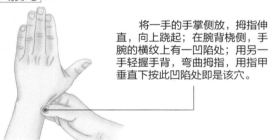

将一手的手掌侧放，拇指伸直，向上翘起；在腕背桡侧，手腕的横纹上有一凹陷处；用另一手轻握手背，弯曲拇指，用指甲垂直下按此凹陷处即是该穴。

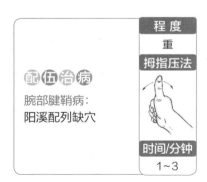

| 程 度 |
| --- |
| 重 |
| 拇指压法 |
| 时间/分钟 |
| 1~3 |

配伍治病
腕部腱鞘病：
阳溪配列缺穴

### ● 活血化淤——绞股蓝茶

【材料】绞股蓝30克。

【做法】取绞股蓝加水250毫升，煎15分钟后取汁即可；或取绞股蓝15克泡茶，饮用至味淡。

【功效】消淤散结，扶正抗癌。

# (75) 舌头淡白色 气血不足／脾虚

舌质色浅淡，红少白多或纯白无红色者，被称为"淡白舌"。淡白舌色在临床中很常见。清代傅松元的《舌胎统志》一书将淡白舌色分成两类：一类是"较平人舌色略淡，此枯白之舌色略红润"的淡白舌；另一类是枯白舌，"连龈肩皆无血色"。淡白舌在内伤杂病中较为多见，外感热病的后期间亦有之。无论外感或内伤疾病，凡舌见淡白色，一般多为虚证，常表示病程较长，不易迅速治愈。

## ● 自我检视

①气血两虚会引起舌色淡白尚润，舌体大小正常或略小，唇淡，面色无华，头晕耳鸣，神疲肢软，声低息微，心悸自汗，妇人月经量少且色淡或闭经，脉虚细软。②脾虚寒湿会引起舌色淡白，湿润多津，舌体胖嫩，舌边有齿印，神色萎顿，膝冷畏寒，泄泻清稀，水谷不化，不思饮食，腹胀，肢体水肿，按之不起，脉沉迟或沉细。

## ● 找准病因是关键

①气血两虚引起的舌淡白原因很多，如先天禀赋不足、后天失于调养、疾病久延、失血过多等。其中有气虚不能生血，或血虚而后气衰，最终至气血两虚，以致不能上荣于舌而出现舌淡白的现象。②脾虚寒湿引起的舌淡白，是由于脾阳亏损，脾虚，化源匮乏，脏腑经络无以滋荣，反映于舌，可见舌淡白无华；脾虚则不能制水，水湿失于运化，浸润于舌，故见舌体肿大、胖嫩。本证中脾阳虚衰是本，寒湿潴留为标。

## ● 好身体靠调养

对于气血两虚引起的舌淡白，治疗时宜气血双补，如用十全大补汤之类，缓缓图功。对于脾虚寒湿引起的舌淡白，治疗时宜以温脾助阳、祛寒逐湿为法。药方选实脾散，或苓桂术甘汤加减。

# 诊断 治疗

## 面部的临床表现

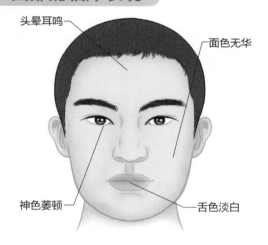

- 头晕耳鸣
- 面色无华
- 神色萎顿
- 舌色淡白

## 诊断流程图

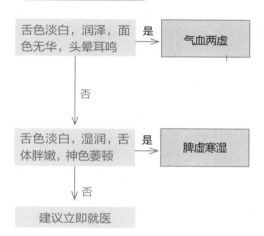

舌色淡白，润泽，面色无华，头晕耳鸣 —是→ 气血两虚

↓ 否

舌色淡白，湿润，舌体胖嫩，神色萎顿 —是→ 脾虚寒湿

↓ 否

建议立即就医

## 按摩太渊穴，让体内的气血充盈起来

此穴有通调血脉、补益气血的功效。经常按摩此穴，可改善因气血不足所导致的舌苔淡白。还可治疗流行性感冒、咳嗽、支气管炎、咽喉肿痛等。

取穴技巧 ▶

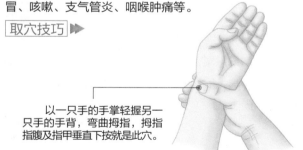

以一只手的手掌轻握另一只手的手背，弯曲拇指，拇指指腹及指甲垂直下按就是此穴。

| 程度 |
| 适度 |
| 拇指压法 |

配伍治病

咳嗽、咳血、胸痛：
**太渊配尺泽、鱼际、肺俞穴**

| 时间/分钟 |
| 1~3 |

## ● 补气益血——乌鸡汤

【材料】乌鸡500克，陈皮、高良姜各3克，草果5克，大葱段10克，醋5毫升，胡椒粉2克。

【做法】将乌鸡洗净，切成块，与陈皮、高良姜、草果、胡椒粉、大葱段、醋一起放入锅中煮，以小火将其炖烂即可。

# (76) 舌苔白色 风寒外袭／脾阳虚衰

舌上苔呈白色被称为"舌苔白"。《辨舌指南·白苔类诊法》中说："……舌地淡红，舌苔微白……干湿得中，不滑不燥，斯为无病之苔……"即正常人的舌质淡红，舌苔微白，与病理性的白苔不同，应注意区分。

## ● 自我检视

①风寒侵入皮表会引起舌苔白，症见恶寒或恶风。头项强痛，发热，无汗，身痛，脉浮紧。②寒湿侵袭皮表会引起舌苔白滑，恶寒发热，无汗，头痛，头重，腰脊重痛，肢体酸楚疼痛；或一身尽痛，不能转侧，脉紧。③脾阳虚衰会引起舌苔洁白，光亮少津，其形有如片片雪花散布于舌上；其色比一般的白苔更白，并见面色少华，腹中冷痛，喜温喜按，腹满时减，食欲不振，便溏溲清，形寒肢凉，身倦乏力，气短懒言，脉迟或缓而无力。

## ● 找准病因是关键

①风寒侵入皮表引起的舌苔白，为风寒之邪外袭肌表，由皮毛而入，邪犯足太阳膀胱经，寒为阴邪，易伤阳气。所以《辨舌指南》中称："舌无苔而润，或微白薄者，风寒也，外症必恶寒、发热。"②寒湿侵袭皮表引起的舌苔白，是由于冒寒晓行，或远行汗出，淋受凉雨，寒湿外受，邪客肌表所致。③脾阳虚衰引起的舌苔白，是久病导致的脾阳亏损；或屡经吐下，中气大伤；或饮冷中寒，脾阳逐渐衰败，内寒凝滞中焦；既不能运化水湿，又无以输布津液，以致舌苔白净，津少光亮，形似雪花。

## ● 好身体靠调养

对于风寒侵入皮表引起的舌苔白，治疗时应辛温解表，药方选麻黄汤。对于寒湿侵袭皮表引起的舌苔白，治疗时应散寒除湿，药方用羌活胜湿汤。对于脾阳虚衰引起的舌苔白，治疗时应温中健脾、甘温扶阳，药方用附子理中汤加减。

# 诊断 治疗

## 面部的临床表现

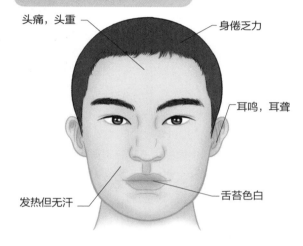

头痛，头重

身倦乏力

耳鸣，耳聋

发热但无汗

舌苔色白

## 诊断流程图

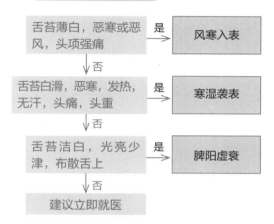

| 舌苔薄白，恶寒或恶风，头项强痛 | 是 → | 风寒入表 |

↓否

| 舌苔白滑，恶寒，发热，无汗，头痛，头重 | 是 → | 寒湿袭表 |

↓否

| 舌苔洁白，光亮少津，布散舌上 | 是 → | 脾阳虚衰 |

↓否

建议立即就医

## 按摩天枢穴，调理脾胃的"好帮手"

此穴有调理肠胃、调经止痛的功效。经常按摩此穴，可改善因体内有寒气所导致的舌苔色白的症状，还可治疗便秘、腹泻、消化不良等。

取穴技巧 ▶

仰卧或正坐，双手的手背向外，一只手的拇指与小指弯曲，中间的三指并拢，以食指指腹贴于肚脐，无名指指腹所在的位置即是天枢穴。

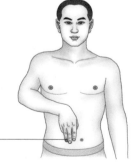

配伍治病

消化不良：
天枢配足三里穴
细菌性痢疾：
天枢配巨虚、曲池穴

程度
适度

二指压法

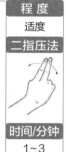

时间/分钟
1~3

## ● 养血驱寒——辣椒叶煎蛋汤

【材料】辣椒叶250克，鸡蛋2个，猪瘦肉150克，姜3片，淀粉、食用油、盐、酱油各适量。

【做法】将辣椒叶洗净，切成段；将鸡蛋去壳，煎为荷包蛋状；将猪瘦肉洗净，切成薄片，用少许淀粉、食用油、酱油拌腌。在锅中加入水1000毫升（约5碗），和姜一同煮沸，下入辣椒叶煮沸，再下入猪瘦肉和蛋，煮至刚熟，最后调入适量盐即可。

# ⑦ 舌苔黄色 体内有湿热

舌上苔呈黄色，被称为"舌苔黄"，或称"舌黄""黄苔"。早在《黄帝内经》中已有"舌上黄"的记载。临床诊察黄苔，应分清苔质的厚、薄、润、燥、腐、腻等情况；还需辨别染苔和其他假象，如饮食或季节气候的影响。夏季舌苔可见薄而淡黄；素嗜酒的人舌苔多黄浊，吸烟多的人的舌苔每见黄垢中微有黑晕，其均应与病理性黄苔相区分。

## ● 自我检视

①胃热炽盛会引起舌苔黄，身大热，但恶热不恶寒；汗大出，面赤，心烦，渴饮不止，脉洪大。②胃肠实热会引起舌苔深黄，厚而干燥，甚或老黄焦裂，起芒刺，面赤，身热，日晡潮热，口渴；汗出连绵，大便秘结，腹满疼痛不得按；烦躁，谵语，甚则神志不清，循衣摸床，脉沉有力或滑实。③脾胃湿热壅滞会引起舌苔黄而垢浊，自觉身热，心烦，口渴不欲饮；脘腹胀满，不思饮食，恶心呕吐；大便垢腻恶臭，脉滑数。

## ● 找准病因是关键

①胃热炽盛引起的舌苔黄，是因为伤于寒邪，化热入里；或温病邪热入于气分，致阳明胃热炽盛，所以舌苔黄。②胃肠实热引起的舌苔黄，是阳明经之热邪未解，传入胃腑，与肠中燥屎相搏，结于胃肠；故见舌苔深黄，厚而干燥，甚或老黄焦裂，起芒刺。③脾胃湿热壅滞引起的舌苔黄，是因感受湿邪，久郁入里化热；或素嗜辛热厚味，助湿积热；或胃中有宿食积滞，湿热秽浊之邪与胃中陈腐宿垢相结，上泛于舌，而致舌苔黄而垢浊。

## ● 好身体靠调养

对于胃热炽盛引起的舌苔黄，治疗时应清热生津，药方用白虎汤。对于胃肠实热引起的舌苔黄，治疗时应泻下实热，药方选承气汤类。对于脾胃湿热壅滞引起的舌苔黄，治疗时应清热化湿、辟浊消积，药方选枳实导滞丸，或泻心汤等。

# 诊断 治疗

## 面部的临床表现

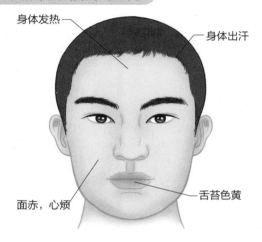

- 身体发热
- 身体出汗
- 面赤，心烦
- 舌苔色黄

## 诊断流程图

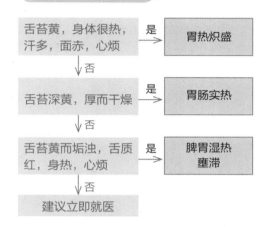

舌苔黄，身体很热，汗多，面赤，心烦 —是→ 胃热炽盛

↓否

舌苔深黄，厚而干燥 —是→ 胃肠实热

↓否

舌苔黄而垢浊，舌质红，身热，心烦 —是→ 脾胃湿热壅滞

↓否

建议立即就医

## 按摩足窍阴穴，利湿又清热

此穴具有清热、利湿、通窍，沟通内外经脉气血的功效。按摩此穴，可以改善舌苔色黄的症状，还可治疗偏头痛、目眩、目赤肿胀、耳聋、耳鸣等。

取穴技巧▶

正坐，垂足，抬左足，将其跷起，置于座椅上，伸出左手，轻握左脚的第4趾；四指在下，弯曲拇指，用指甲垂直地轻轻掐按处即是足窍阴穴。

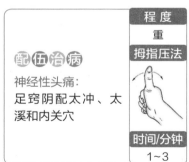

| 程度 |
| 重 |
| 拇指压法 |
| 时间/分钟 |
| 1~3 |

配伍治病

神经性头痛：
足窍阴配太冲、太溪和内关穴

## ● 健脾祛湿——砂仁薏苡仁山药粥

【材料】砂仁5克，薏苡仁、山药各30克，大米100克。

【做法】煲粥食用。

【功效】此粥有健脾祛湿的功效，适合脾胃湿盛的患者食用。

# (78) 舌苔灰黑色 脾阳虚衰／痰饮内阻／湿热内蕴

舌上苔色呈现灰中带黑者被称为"舌苔灰黑"，或称"舌胎灰黑"。舌苔灰黑者，病情一般较重，临床需根据舌面的润燥程度及全身症状进行辨别。苔色呈浅黑时即为灰，苔色呈深灰时即渐黑；苔灰主病略轻，苔黑主病较重。但从病情的发展与转归而言，两者是密切相关的。

## ● 自我检视

①脾阳虚衰会引起舌苔灰黑而薄润，面色萎黄，饮食减少，腹中冷痛，腹满，口不渴，喜热饮，大便稀溏或泄泻，完谷不化，四肢不温，脉沉迟等。②痰饮内阻会引起舌苔灰黑水滑，或灰黑而腻；头昏目眩，胸腹胀满，脘部有振水音，口渴不欲饮，肠鸣便溏；或形体素盛而今瘦，倦怠困乏，脉弦滑。③湿热内蕴会引起舌苔灰黑，厚腻而黏，自觉身热；午后则热象明显，寒热起伏，口苦，唇燥，面色淡黄或晦滞；胸脘痞闷，腹胀，小便短黄，脉沉滑。

## ● 找准病因是关键

①脾阳虚衰引起的舌苔灰黑，多由脾气久虚，气损及阳，或寒邪直中，或因误治，或因贪食生冷，损伤脾阳，中阳不振，阴寒内盛所致。②痰饮内阻引起的舌苔灰黑，乃因脾阳不振，津液不能正常输布和运行，遂聚而生湿，停而为饮，凝而为痰；寒饮痰湿停滞胃肠，寒湿壅盛所致。③湿热内蕴引起的舌苔灰黑，多为脾失健运，水湿内停，久郁化热，湿热蕴蒸，秽浊壅滞中焦所致。

## ● 好身体靠调养

对于脾阳虚衰引起的舌苔灰黑，治疗时应温中散寒，药方用附子理中汤。对于痰饮内阻引起的舌苔灰黑，治疗时宜用温阳化饮，药方选苓桂术甘汤等。 对于湿热内蕴引起的舌苔灰黑，治疗时应辛开芳化、化湿清热，药方用三仁汤或黄连温胆汤。

## 诊 断　治 疗

### 面部的临床表现

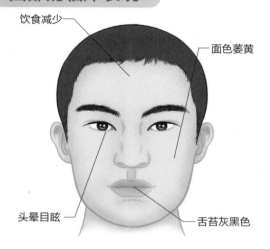

饮食减少

面色萎黄

头晕目眩

舌苔灰黑色

### 诊断流程图

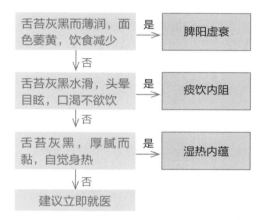

| 舌苔灰黑而薄润，面色萎黄，饮食减少 | 是 → | 脾阳虚衰 |
|---|---|---|
| ↓否 | | |
| 舌苔灰黑水滑，头晕目眩，口渴不欲饮 | 是 → | 痰饮内阻 |
| ↓否 | | |
| 舌苔灰黑，厚腻而黏，自觉身热 | 是 → | 湿热内蕴 |
| ↓否 | | |
| 建议立即就医 | | |

### 按摩足临泣穴，恢复舌头的红润

此穴有运化风气、冷降水湿的功效。经常按摩此穴，可改善舌苔灰黑的色泽，还可治疗头痛、目眩、中风偏瘫、眼部疾病、胆囊炎等。

取穴技巧 ▶

正坐，垂足，抬左足，将其跷起置于座椅上；伸左手，轻握左脚第4趾的后方，四指在下，弯曲拇指，用指甲垂直地轻轻掐按处即是足临泣穴。

配伍治病

痹证：
足临泣配三阴交穴

月事不利：
足临泣配三阴交和中极穴

| 程度 |
|---|
| 适度 |
| 拇指压法 |

| 时间/分钟 |
|---|
| 1~3 |

### ● 健脾益气——山药薏苡仁莲子粥

【材料】干山药、薏苡仁各30克，莲子15克，红枣10颗，小米60克，白糖适量。

【做法】将药材淘洗干净后与小米共煮成粥，熟后加白糖，调匀后即成。

【功效】此粥可健脾益气，适用于脾胃虚弱、食少纳差、肢体无力者。

# (79) 舌苔溃烂 痰浊上逆 / 宿食积滞

舌苔腐烂，是指舌苔如豆腐渣样，苔质疏松而厚，揩之即去，但旋即又生。舌苔腐烂与舌腻有别。舌腻多在舌的中根部较厚，边尖部较薄；颗粒细小致密，紧贴舌面，不易被刮去。两者的病因、病机不同，所以临床上应加以区别。

## ● 自我检视

①痰浊上逆会令人舌苔腐烂，舌苔质地疏松，浮于舌面，形如豆腐渣而厚腐，伴见恶心口苦，或咳吐黄痰，或脘闷纳差，脉弦滑而数。②宿食积滞会令人的舌苔腐烂，舌苔质地疏松，浮于舌面，厚腐而臭；伴见干噫食臭，嗳腐吞酸，脘闷，腹胀肠鸣，纳差便溏，脉细滑而数。

## ● 找准病因是关键

痰浊上逆引起的舌苔腐烂与宿食积滞引起的舌苔腐烂，两证都是因为胃失和降，胃浊上泛所致。但前者以痰浊为主，后者以食积为主。两者的区别在于：胃热痰浊引起的舌苔腐烂，形如豆腐渣而厚腐，同时伴有恶心，泛吐黄痰，脘闷口苦，口黏纳呆等症；宿食积滞引起的舌苔腐烂，厚腐而臭，伴随有干噫食臭，嗳腐吞酸，腹胀肠鸣等症。

## ● 好身体靠调养

舌苔溃烂多为脾胃热盛，蒸腾胃浊，邪气上逆而成。因胃为水谷之海，以通降为顺；若胃失和降，胃中的水谷不能化为精微，反生痰浊，或食停气滞，阳旺之躯邪从热化而生腐苔，多属实证，而虚证少见。个别患者，因气虚不能运化，可表现为虚中夹实。治疗时应降逆和胃，不可纯用温燥，只宜于和胃降逆之中，稍佐补气之品加以调理。

对于因痰浊上逆而引起的舌苔腐烂，治疗时应清热、化痰、辟浊，药方选温胆汤加味。对于因宿食积滞而引起的舌苔腐烂，治疗时应消食导滞，药方选枳实导滞丸等。切不可用温燥辛散诸剂《辨舌指南》中说："犯之必变灰暗，不可不知也。"

# 诊断 治疗

## 面部的临床表现

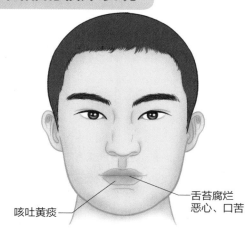

咳吐黄痰 ——

—— 舌苔腐烂
恶心、口苦

## 诊断流程图

舌苔质地疏松，浮于舌面 —是→ 痰浊上逆

↓否

舌苔质地疏松，浮于舌面，厚腐而臭 —是→ 宿食积滞

↓否

建议立即就医

## 按摩足三里穴，口腔清新健康

此穴又被称为"长寿穴"，经常按摩此穴，可祛病延年。按摩此穴，能够疏通经络、调理脾胃，对舌苔腐烂、口腔溃疡有很好的调理作用。

 取穴技巧 ▶

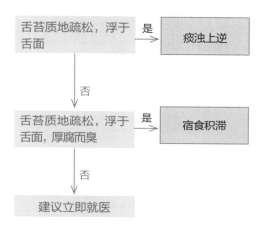

正坐，屈膝90度，手心对着髌骨(左手对左腿，右手对右腿)，手指朝下，无名指的指端处即是该穴。

| 程 度 |
| --- |
| 重 |
| 中指压法 |

配伍治病

胃痛：
足三里配中脘、梁丘穴
呕吐：
足三里配内关穴

| 时间/分钟 |
| --- |
| 1~3 |

## ● 养胃润肠——燕麦粥

【材料】玉米粉150克，燕麦片100克，豆浆150毫升，白糖30克。

【做法】将燕麦片洗净，放入锅内，加250毫升水煮熟，并煮出呈开花状；把冷豆浆和玉米粉一同搅拌，调成玉米糊；将玉米糊缓缓地倒入煮熟的燕麦片锅里，用勺不停地搅拌，烧沸；然后转用小火煮10分钟，熄火，最后加入白糖调味即可。

# ⑧⓪ 舌苔黄腻 痰热蕴肺／肝胆湿热／大肠湿热

舌苔黄腻，是指舌面有一层黄色的浊腻苔，其苔中心稍厚，边缘较薄，归属于腻苔类。黄腻苔在古代的医籍中记载较少。《金匮要略》中虽有记载"黄苔"，但未明言"黄腻"。后世温病学说兴起，对黄腻苔的认识渐趋深刻。而对此论述比较详细的，以《辨舌指南》为最。

## ● 自我检视

①痰热蕴肺会使舌苔黄腻，咳嗽，喉中痰鸣，咳黄稠痰或痰中带血，胸膈满闷；甚者呼吸迫促，倚息不得卧，脉滑数，右寸实大。②肝胆湿热会使舌苔黄且黏腻，头身困重，胸胁满闷，腹胀，纳呆厌油，口苦；甚者面目及皮肤发黄，鲜如橘子色，溲赤便秘，脉滑数或濡数。③大肠湿热会使舌苔黄腻，腹痛下利，里急后重，大便脓血，肛门灼热，小便短赤，脉弦滑而数。

## ● 找准病因是关键

①痰热蕴肺引起的舌苔黄腻，是由外邪犯肺，郁而化热，热灼肺津，炼液成痰，痰与热搏，蕴于肺络或胸膈，上蒸于舌而致。或素有痰浊，蕴而化热，亦可见黄腻苔。②肝胆湿热引起的舌苔黄腻，大多为嗜食肥甘厚味，水谷不得消化，聚湿生热；或情志怫郁，木郁化火，均可影响肝胆的疏泄功能。③大肠湿热引起的舌苔黄腻，乃是由于暴饮暴食，伤及脾胃，湿滞不运，蕴久化热；或夏秋之际，因过食生冷不洁之物，损伤脾胃，正气不支，又受暑湿之邪，内外相搏，湿热下注于大肠，大肠传导失司，秽浊之气熏蒸于上而发。

## ● 好身体靠调养

对于痰热蕴肺而引起的舌苔黄腻，治疗时应清肺化痰，药方用清金化痰汤加减。对于因肝胆湿热而引起的舌苔黄腻，治疗时应祛湿化浊，药方选茵陈五苓散加减。对于大肠湿热而引起的舌苔黄腻，治疗时应清热利湿、调畅气机，药方用白头翁汤，或木香槟榔丸。

# 诊断 治疗

## 面部的临床表现

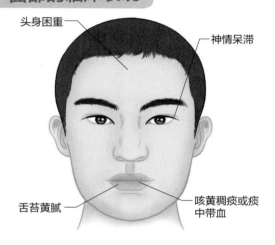

头身困重
神情呆滞
舌苔黄腻
咳黄稠痰或痰中带血

## 诊断流程图

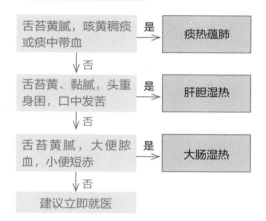

舌苔黄腻，咳黄稠痰或痰中带血 —是→ 痰热蕴肺

↓否

舌苔黄、黏腻，头重身困，口中发苦 —是→ 肝胆湿热

↓否

舌苔黄腻，大便脓血，小便短赤 —是→ 大肠湿热

↓否

建议立即就医

## 按摩劳宫穴，送您一颗"清热解毒丸"

此穴具有镇静安神、清热解毒的功效。经常按摩此穴，对口疮、舌苔黄腻有很好的调理作用。此穴还可以治疗各种瘙痒症状、中暑、口臭等。

取穴技巧 ▶

手平伸，微屈约45度。掌心向上，轻握掌，屈向掌心，中指指尖所对应的掌心的位置即是劳宫穴。

配伍治病

中暑昏迷：
劳宫配水沟、十宣、曲泽和委中穴

| 程度 |
| --- |
| 重 |
| 拇指压法 |
| 时间/分钟 |
| 1~3 |

## ● 祛湿消滞——凉茶方

【材料】绵茵陈、布渣叶、茯苓、火炭母各15克，薏苡仁30克，扁豆花、莱菔子各10克，冬瓜仁20克，甘草3克。

【做法】将所有药材先在水中浸泡20分钟，然后用开水煮，20分钟后就可以熄火。此凉茶一天可服用2次。

# ㉛ 舌苔白腻 外感寒湿／湿气内阻

舌苔白腻，是指舌面罩着一层白色的浊腻苔，苔质致密，颗粒细小，不易被刮去。《形色外诊简摩》中说："伏邪时邪皆由里发，即多夹湿，故初起，舌上即有白苔，且厚而不薄，腻而不滑，或粗如积粉。"说明白腻苔在伏邪中常可见到。正常人在饮用牛奶或豆浆后出现的舌苔白腻，属染苔或假苔，这属于正常现象。

## ● 自我检视

①外感寒湿会使人出现舌苔薄且白腻，恶寒发热，头痛、头胀如裹，身重疼痛，无汗，脉浮紧的现象。②湿气内阻会使人出现舌苔白，厚腻而干，或厚如积粉，舌质红，发热，恶寒，身痛出汗，手足沉重，呕逆胀满，脉缓的现象。③寒饮内停会使人出现舌苔白腻水滑，舌质青紫，面色㿠白或晦暗，眩晕，神疲肢寒，呕恶清涎，脘腹胀满，得温则舒，口不渴，或渴不欲饮，小便少，脉沉迟的现象。

## ● 找准病因是关键

①外感寒湿引起的舌苔白腻，是由于汗出受寒，或浴后当风，或涉水淋雨，或晓露夜行，感受了寒湿之邪，卫阳受遏，寒令色白，湿主腻苔，因其寒湿在表而致。②湿气内阻引起的舌苔白腻，是由于感受湿热病毒所致；或因湿浊内蕴，复感外邪而致。湿热由表入里，蕴伏于膜原之间，阳气被郁，湿浊上泛也可致。③寒饮内停引起的舌苔白腻，多因脾阳不振，水饮内停所致。

## ● 好身体靠调养

对于外感寒湿引起的舌苔白腻，治疗时宜温散寒湿，药方选羌活胜湿汤。对于湿气内阻引起的舌苔白腻，治疗时应化湿辟浊，药方选达原饮或雷氏透达膜原法。对于寒饮内停引起的舌苔白腻，治疗时应温阳、醒脾、行水，药方选温脾汤。

## 诊 断　治 疗

### 面部的临床表现

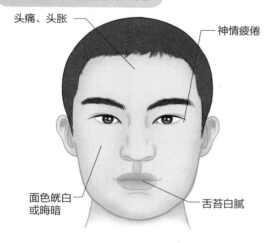

- 头痛、头胀
- 神情疲倦
- 面色㿠白或晦暗
- 舌苔白腻

### 诊断流程图

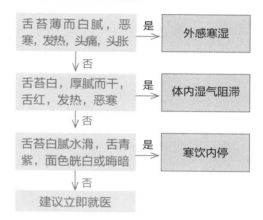

| | | |
|---|---|---|
| 舌苔薄而白腻，恶寒，发热，头痛、头胀 | 是 → | 外感寒湿 |
| ↓否 | | |
| 舌苔白，厚腻而干，舌红，发热，恶寒 | 是 → | 体内湿气阻滞 |
| ↓否 | | |
| 舌苔白腻水滑，舌青紫，面色㿠白或晦暗 | 是 → | 寒饮内停 |
| ↓否 | | |
| 建议立即就医 | | |

### 按摩阴陵泉穴，排除体内多余的水液

此穴具有清脾理热、宣泄水液、化湿通阳的功效。经常按摩此穴，可以帮助排除体内多余的水液，改善舌苔的色泽。

取穴技巧 ▶

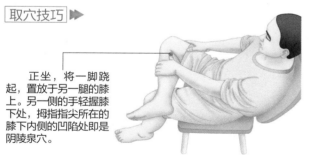

正坐，将一脚跷起，置放于另一腿的膝上。另一侧的手轻握膝下处，拇指指尖所在的膝下内侧的凹陷处即是阴陵泉穴。

配伍治病

小便不利：
阴陵泉配中极、膀胱俞、三阴交穴

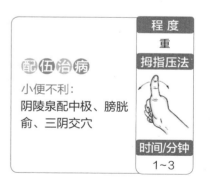

| 程 度 |
|---|
| 重 |
| 拇指压法 |
| 时间/分钟 |
| 1~3 |

### ● 利尿祛湿——冬瓜汤

【材料】冬瓜500克，猪瘦肉50克，酱油10毫升，味精、盐各2克，香油5毫升，食用油20毫升，葱末5克。

【做法】将冬瓜去皮，去瓤，洗净，切成片；将猪瘦肉洗净，切成薄片。汤锅内放油，置于火上烧热，下入葱末炝锅，放入冬瓜、肉片、适量开水、酱油、盐。然后待把冬瓜煮至熟烂时，撇去浮沫，加入味精，淋入香油，起锅后盛入汤碗内即可。

【功效】清暑解热、利尿祛湿。

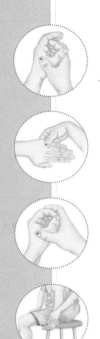

本章看点

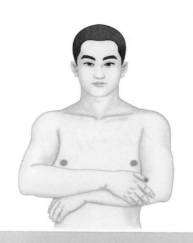

# 第十二章
## 望齿、龈诊病

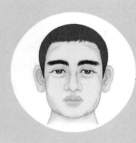

　　中医认为，"齿为骨之余""龈为胃之络"。其中"肾主骨"，所以齿与骨同出一源。牙齿是由肾中的精气所充养，其生长、更换、脱落及功能正常与否，都与肾气之盛衰有关。另外，胃和大肠的经络均贯穿于牙龈中。因此，诊察牙齿及牙龈，便可知晓脏腑的生理、病理变化。人体脏腑的气血运行正常，则牙齿坚固，不易脱落，牙龈健康；若内脏的气血出现了病理变化，则必然反映于牙齿与牙龈，会出现牙齿松动，甚至牙齿早期脱落，或见牙龈异常的现象。

# (82) 牙齿松动 阳明热盛／肾气虚

牙齿浮动，又称"牙齿动摇"。手阳明之脉入下齿，足阳明之脉入上齿。齿为骨之余，寄龈以为养，所以齿动与手足阳明之脉和肾的关系密切。牙齿浮动又以老年人多见。

## ● 自我检视

①阳明热盛会使人出现牙齿浮动，伴有牙龈红肿，或牙龈宣露，口臭，便秘，脉滑数，舌质红，苔黄、白腻、偏干的现象。②肾阴虚会使人出现牙齿浮动，继而牙龈宣露，伴有腰酸，头晕，耳鸣，脱发，脉细数，舌体瘦薄，舌质嫩红，苔薄或少苔的现象。③肾气虚会使人出现牙齿浮动，伴有腰酸，尿后余沥，甚者小便不禁，听力减退，脉沉细弱，舌淡苔白的现象。

## ● 找准病因是关键

①阳明热盛而引起的牙齿浮动，大多是由于饮酒过度或嗜食辛辣所致。牙龈为阳明经所系。若肠胃积热，上蒸于口，腐其牙龈，则齿失所固而动摇。《寿世保元》中说："土热则齿摇。"②肾阴虚而引起的牙齿浮动，多见于青壮年；或因房劳甚而伤肾精，或素有遗精之疾，致肾精不充，骨髓失养，齿根动摇。③肾气虚而引起的牙齿浮动，多见于老年人，或劳力过度者；肾气虚，失于固摄，故牙齿浮动。

## ● 好身体靠调养

对于因阳明热盛而出现的牙齿浮动，治疗时宜清胃固齿，药方选清胃散或甘露饮。对于肾阴虚而出现的牙齿浮动，治疗时应滋肾固齿，药方选六味地黄丸加骨碎补，或用滋阴清胃固齿丸。对于肾气虚而出现的牙齿浮动，治疗时应补肾固齿，药方选还少丹。

此外，牙齿浮动与口腔卫生也有着密切关系。如果经常不漱口，不刷牙，食物残渣夹于齿缝中，附于牙龈，则日久生热，腐蚀牙根，齿必摇。因此，保持口腔卫生也是防治牙齿浮动的必要措施。

## 诊断 治疗

### 面部的临床表现

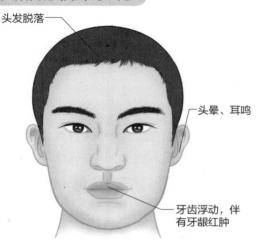

头发脱落

头晕、耳鸣

牙齿浮动，伴有牙龈红肿

### 诊断流程图

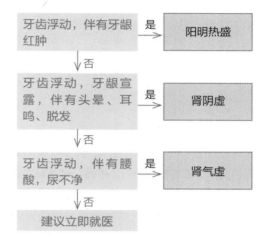

牙齿浮动，伴有牙龈红肿 —是→ 阳明热盛

↓否

牙齿浮动，牙龈宣露，伴有头晕、耳鸣、脱发 —是→ 肾阴虚

↓否

牙齿浮动，伴有腰酸，尿不净 —是→ 肾气虚

↓否

建议立即就医

### 按摩尺泽穴，便捷的补肾方法

尺泽穴是补益肾气的很好的穴位。原理是通过降肺气而补肾气，适合"上实下虚"的人。此穴还可治疗咳嗽、气喘、支气管炎、咽喉肿痛等。

取穴技巧 ▶

伸臂向前，仰掌，掌心朝上，将手掌微微弯曲约35度。以另一只手的手掌由下而上轻托肘部。弯曲大拇指，大拇指的指腹所按住的肘窝中的一大凹陷处即是尺泽穴。

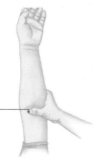

| 程度 |
| 适度 |
| 拇指压法 |

配伍治病

咳嗽、气喘：
尺泽配列缺、中府穴
急性吐泻：
尺泽配委中穴

| 时间/分钟 |
| 1~3 |

### ● 坚固牙齿的小妙方

【材料】黄芩50克，玄参20克，紫花地丁40克。

【做法】将上述药物加水2000毫升，煎汁；待药稍凉后，含漱。

【功效】清热、滋阴、解毒，适用于阳明热盛型的牙齿动摇。

# 83 牙龈溃烂 胃热太盛

牙龈腐烂，是指牙床周围的组织（包括上龈、下龈）破溃、糜烂而疼痛。本症在《诸病源候论》中被称为"齿漏"，其后的历代医书中统称其为"牙疳"。它又分为"走马牙疳""风热牙疳""青腿牙疳"等。

## ● 自我检视

①风热牙疳表现为初起牙龈红肿疼痛，发热较速，甚或寒热交作，容易损伤出血，疼痛；时流黏稠唾液，颔下有硬块，按之疼痛；间有恶心呕吐，便秘，舌质红，舌苔薄黄，脉象浮数。②青腿牙疳表现为牙龈肿胀，溃烂出脓血，甚者可穿腮破唇；同时两腿疼痛，发生肿块，形如云片，色似青黑茄子，肌肉僵硬，行动不便。③走马牙疳表现为牙龈边缘或颊部出现硬结，发红，一两天内就出现腐烂，呈灰白色；随即变成黑色，流出紫色血水，气味臭恶；腐烂部不痛不痒，舌质红，舌苔黄腻，脉象数。

## ● 找准病因是关键

①风热牙疳是由平素胃腑积热，又外感风热之邪而发，邪毒侵袭牙龈，伤及肌膜所致。②青腿牙疳与地区、生活、饮食有关，是由于时常坐卧寒冷湿地，寒湿之气滞于经脉，加之少吃新鲜蔬菜、水果，过食肥腻腥膻，郁滞胃肠而为火热，上炎口腔所致。③走马牙疳多由麻疹、痘疹、痧毒、伤寒、疟、痢疾等病的余毒未清，内热炽盛，伤及牙龈而引起，比较严重。

## ● 好身体靠调养

对于风热牙疳，治疗时用疏风清热解毒法，常用清胃汤；日久不愈，可加人参、玄参；兼湿重者，加茵陈、生薏苡仁、车前子。对于青腿牙疳，治疗时用祛寒行湿、清火解毒法，常以活络流气饮加蒲公英、马齿苋。对于走马牙疳，治疗时以解毒、清热为主，常用解毒消疳汤进行内服；正气虚者，加人参、黄芪；脾虚者，加服人参茯苓粥；热久津伤者，可服甘露饮，患处擦人中白散。

# 诊断 治疗

## 面部的临床表现

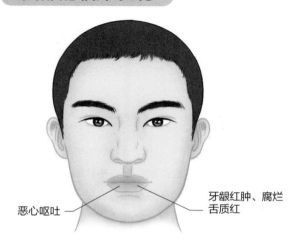

恶心呕吐

牙龈红肿、腐烂
舌质红

## 诊断流程图

牙龈红肿、疼痛，牙龈边缘迅速糜烂 —是→ 胃腑有热，又感风热

↓否

牙龈肿胀，溃烂出脓血，两腿疼痛 —是→ 生活环境潮湿所致

↓否

牙龈边缘或颊部迅速腐烂，气味恶臭 —是→ 患其他病时余毒未消，伤及牙龈

↓否

建议立即就医

## 按摩三间穴，坚固牙齿的"根基"

此穴可清热止痛。常按此穴，对治疗风热所引起的疾病，如牙痛、牙龈腐烂、咽喉肿痛等有很好的疗效。

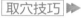 取穴技巧 ▶

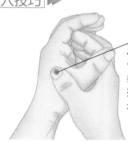

将一只手平放，稍稍侧立，用另一只手轻握它；弯曲拇指，用指甲垂直掐按另一手的食指指节后边缘的凹陷处即是三间穴。

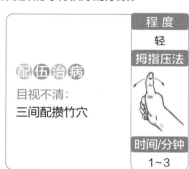

| 程度 |
| --- |
| 轻 |
| 拇指压法 |
| 时间/分钟 |
| 1~3 |

配伍治病

目视不清：
三间配攒竹穴

## ● 治牙痛的小妙方

【方一】将白菜洗净，捣烂后用纱布将其挤出汁。左牙痛则将菜汁滴入左牙，右牙痛将菜汁滴入右牙，数量少许，不宜多。适用于风火牙痛。

【方二】将冰糖100克，清水200毫升一同放入锅里煮成半碗，一次服完；每日2次，有清热退火、止牙痛之效。适用于虚火牙痛。

# (84) 牙龈出血 体内有"火"

牙龈出血，指牙缝或牙龈渗出血液。这一症状在《黄帝内经》中属"血溢""衄血"的范畴；《金匮要略》中则将其归入"吐衄"专篇；《诸病源候论》中设有"齿间血出候"；至明代的《景岳全书》始有"齿衄"这一症名。足阳明胃经行于上齿，手阳明大肠经行于下齿；又肾主骨，齿为骨之余，所以本症与胃、大肠及肾的关系密切，但以胃的病变最为常见。

## ● 自我检视

①胃肠中有实火会使人的牙龈出血如涌，血色鲜红；兼有牙龈红肿、疼痛，口气臭秽，口渴，喜热饮，便秘；脉洪数有力，舌质红赤，苔黄腻。②胃中有虚火会使人牙龈出血，血色淡红；兼有牙龈腐烂，但肿痛不甚；口干欲饮，脉滑数无力，舌质光红，少津，苔薄且干。③肾虚火旺会使人牙龈出血，血色淡红，齿摇不坚或微痛；兼有头晕，耳鸣，腰膝酸软，脉细数，舌质嫩红，少苔。

## ● 找准病因是关键

①胃肠中有实火引起的牙龈出血，是由于过食辛辣之物，胃肠积热，热从火化，上烁于齿，损伤血络而致，为实热证。②胃中有虚火引起的牙龈出血，多是因为胃阴素虚，虚火浮动，上行于牙龈，灼伤胃络而成。③肾虚火旺引起的牙龈出血，多见于肾阴素亏，或病后肾阴不足者。牙为骨之余而属肾，肾阴虚，不能制火，阴火上腾，致阴血随火浮越而引起牙龈出血。

## ● 好身体靠调养

对于胃肠中有实火引起的牙龈出血，治疗时应清胃泻火，药方选清胃散，或通脾泻胃汤。对于胃中有虚火引起的牙龈出血，治疗时应养胃阴、清胃火，药方选甘露饮加蒲黄以止血；若虚火炽盛，血色较红，可用玉女煎引胃火下行，兼滋其阴。对于肾虚火旺引起的牙龈出血，治疗时应滋肾阴、降虚火，药方选知柏地黄丸加牛膝、骨碎补。

# 诊断 治疗

## 面部的临床表现

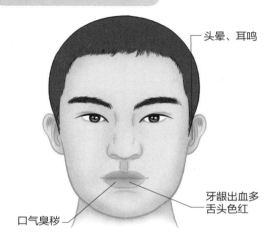

头晕、耳鸣

牙龈出血多
舌头色红

口气臭秽

## 诊断流程图

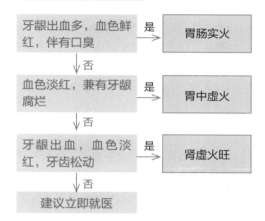

牙龈出血多，血色鲜红，伴有口臭 —是→ 胃肠实火

↓否

血色淡红，兼有牙龈腐烂 —是→ 胃中虚火

↓否

牙龈出血，血色淡红，牙齿松动 —是→ 肾虚火旺

↓否

建议立即就医

## 按摩曲池穴，保护好您的"牙齿外衣"

按摩曲池穴有清热解毒的效果。常按此穴，可缓解牙龈出血，对治疗关节疼痛、流行性感冒等也有很好的疗效。

取穴技巧 ▶

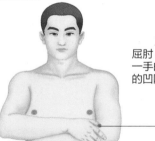

正坐，轻抬左臂，屈肘，将手肘内弯，用另一手的拇指指腹下压此处的凹陷处即是曲池穴。

程度

适度

拇指压法

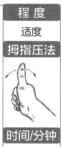

配伍治病

感冒发热、咽喉炎、扁桃体炎：
曲池配合谷、外关穴

时间/分钟

1~3

## ● 清热祛火——丝瓜绿茶汤

【材料】丝瓜240克，绿茶5克，盐2克。

【做法】将丝瓜去皮，洗净，切成片，放入砂锅中，加少许盐和适量水煮；将丝瓜煮熟，再加入绿茶茶叶，最后取汁饮用。

【功效】此汤具有清热降火、消滞减肥、预防坏血病的效果。

# (85) 牙龈萎缩 胃火上炎／气血亏损

牙龈萎缩是针对龈肉日渐萎缩而言。这一症状在历代医书中散见于牙龈宣露、牙齿动摇、齿衄、齿挺等病的论述中。"龈萎症"在临床上很少单独出现，常与牙根宣漏、牙齿松动、牙龈溃烂以及牙龈出血等并见。

## ● 自我检视

①胃火上蒸会使人出现牙龈萎缩，龈肉萎缩溃烂，牙根显露，伴有口臭；口渴，喜凉饮，大便秘结，脉滑数，舌质红，苔黄厚。②肾阴亏损会使人出现牙龈萎缩溃烂，边缘微红肿，牙根显露；伴牙齿松动，头晕耳鸣，腰酸，手足心热，脉细数，舌红，苔少。③气血双亏会使人出现牙龈萎缩，颜色淡白，牙齿松动；伴牙龈出血，头昏目花，失眠多梦，脉沉细，舌质淡，苔薄白。

## ● 找准病因是关键

①胃火上蒸引起的牙龈萎缩与肾阴亏损引起的牙龈萎缩，两者均为不同程度的邪火熏灼牙龈所致。因为上下牙龈分属阳明胃经与大肠经，若过食膏粱肥甘，胃肠积热，或嗜酒食辛，热灼胃腑，均可使热邪循经上损牙龈；牙龈失荣，则龈肉萎缩而根宣露。又因为齿为骨之余，肾主骨，若房劳过度，耗伤肾精，精血不能上溉于齿，兼以虚火上炎，致使牙龈萎缩而牙根外露。两者相比，胃火上蒸为实证，肾阴亏损为虚证。②气血双亏引起的牙龈萎缩，多见于虚损之人。由于气血不足，牙龈失去濡养，兼以虚邪客于齿间而致。辨证要点为：牙龈萎缩，伴龈肉色白，与上述二证的牙龈红肿有明显区别。另外，还有头昏目花，失眠多梦，脉细舌淡等一系列虚弱症状。

## ● 好身体靠调养

对于胃火上蒸引起的牙龈萎缩，治疗时应清胃泻火，药方选择清胃散。对于肾阴亏损引起的牙龈萎缩，治疗时应滋阴降火，药方选知柏地黄丸。对于气血双亏引起的牙龈萎缩，治疗时应补气益血，药方选八珍汤。

## 诊 断　治 疗

### 面部的临床表现

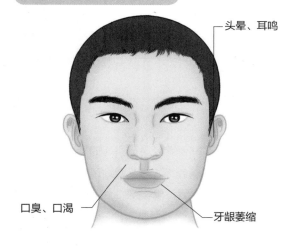

— 头晕、耳鸣

口臭、口渴 —

牙龈萎缩 —

### 诊断流程图

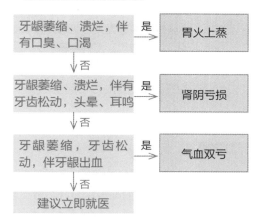

| 牙龈萎缩、溃烂，伴有口臭、口渴 | 是 → | 胃火上蒸 |

↓否

| 牙龈萎缩、溃烂，伴有牙齿松动，头晕、耳鸣 | 是 → | 肾阴亏损 |

↓否

| 牙龈萎缩，牙齿松动，伴牙龈出血 | 是 → | 气血双亏 |

↓否

建议立即就医

### 按摩合谷穴，让牙龈不再萎缩

此穴有通经活血、清热解表、镇静止痛的功效。常按摩此穴，对牙龈萎缩有很好的调理作用，还能治头痛、耳鸣，以及降血压等。

取穴技巧 ▶

手轻握成空拳，弯曲拇指与食指，两指的指尖轻触，立拳，以另一手的手掌轻握拳外，拇指指腹的垂直下压处即是该穴。

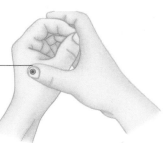

程　度

重

**配伍治病**

拇指压法

头痛：
合谷配太阳穴
目赤肿痛：
合谷配太冲穴

时间/分钟

1~3

### ● 补气益血——红枣炖南瓜

【材料】南瓜300克，红枣25克，红糖20克。

【做法】将南瓜洗净，切成小块，放入砂锅中；将红枣洗净，去核，放入砂锅中；加适量清水，并放入红糖，炖至南瓜熟透即可。

【功效】具有健脾和胃、补气养血之功效。

# ㊉ 牙齿焦黑 下焦热盛／肾热胃燥／风寒侵袭经脉

牙齿焦黑，《脉经》中称之为"齿焦""齿忽变黑"。《诸病源候论》中有"牙齿历蠹候""齿黄黑候""历蠹者，牙齿黯黑之谓。"到清代，温病学家叶天士尤重视验齿，他在《南病别鉴》中说："齿焦无垢者，死；齿焦有垢者，肾热胃劫也。"《温病条辨》中则把"齿黑"列为热邪深入下焦的重要标志。

## ● 自我检视

①下焦热盛会使人出现牙齿焦黑，热深不解，口干舌燥，手指蠕动，脉沉数的现象。②肾热胃燥会使人出现牙齿焦黑，上附污垢，伴有咽干口渴，烦躁不眠，或腹满便秘，脉数，舌绛的现象。③风寒侵袭经脉会使人出现牙齿黄黑而干燥，伴有齿根浮动，腰膝酸软，脱发，脉沉弱，舌质淡黯，苔薄白的现象。

## ● 找准病因是关键

①下焦热盛引起的牙齿焦黑，是由于"热邪深入下焦"，热深不解，津液干涸，齿失津润而致。②肾热胃燥引起的牙齿焦黑，是肾热胃燥，阴液被耗，齿失滋养，则见齿黑。③风寒侵袭经脉而引起的牙齿焦黑，内因在于髓虚血亏，不能养齿，外又受到风寒入侵，内外相客，齿枯无润，故令齿黄黑。正如《诸病源候论》中所说："风冷乘其经脉，则髓骨血损，不能荣润于牙齿，故令牙齿黯黑，谓之历蠹。"

## ● 好身体靠调养

对于下焦热盛引起的牙齿焦黑，治疗时应用咸寒甘润法，三甲复脉汤主之。 对于肾热胃燥引起的牙齿焦黑，治疗时应用清胃救肾法，玉女煎主之；若有腹满便秘，可用调胃承气汤治疗。对于风寒侵袭经脉引起的牙齿焦黑，治疗时应用填精祛风法，药方选地骨皮散。

# 诊断 治疗

## 面部的临床表现

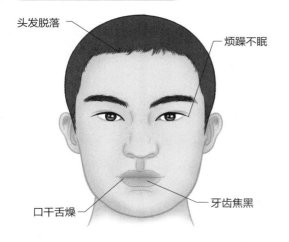

头发脱落

烦躁不眠

口干舌燥

牙齿焦黑

## 诊断流程图

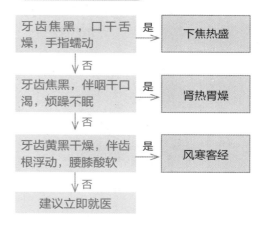

| 牙齿焦黑，口干舌燥，手指蠕动 | 是 → | 下焦热盛 |
| 否 ↓ | | |
| 牙齿焦黑，伴咽干口渴，烦躁不眠 | 是 → | 肾热胃燥 |
| 否 ↓ | | |
| 牙齿黄黑干燥，伴齿根浮动，腰膝酸软 | 是 → | 风寒客经 |
| 否 ↓ | | |
| 建议立即就医 | | |

## 按摩承光穴，还您一口洁白的牙齿

此穴有清热明目、祛风通窍的功效。按摩此穴，可清除体内的热气，改善牙齿焦黑的症状。对头痛、目眩、鼻塞、热病等都有很好的疗效。

取穴技巧 ▶▶

将左手的四指并拢，拇指翘起；将小指放于前发际的正中处，找出食指指腹所在的位置，以它为基点；再把左手的中指与食指并拢，将中指的指腹放于基点处，则食指指尖所在的位置即是该穴。

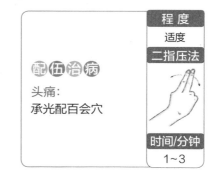

| 程度 |
| --- |
| 适度 |
| 二指压法 |

配伍治病

头痛：
承光配百会穴

| 时间/分钟 |
| --- |
| 1~3 |

## ● 清热养胃——苦瓜瘦肉煲

【材料】猪瘦肉100克，苦瓜80克，盐3克，淀粉2克，蚝油5毫升，植物油15毫升。

【做法】将猪瘦肉洗净，捣烂成泥；取蚝油、盐、淀粉适量，与猪瘦肉混合均匀；将苦瓜洗净，横切成长约5厘米的筒状，挖去瓜瓤，填入猪瘦肉泥；起油锅，下入苦瓜块爆炒片刻，随即用漏勺捞起，放入瓦锅内；加少量水，用小火焖1小时，待瓜烂味香即可。

【功效】清热养胃、除烦止渴。

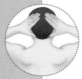

本章看点

- 颈项肌肉强直
  按摩天柱穴，让颈项灵活转动
- 颈项粗大
  按摩扶突穴，让气血畅通无阻

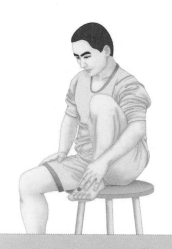

# 第十三章
## 望颈项诊病

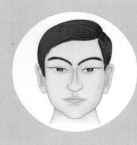

颈项连接人的头面与胸背，前面称颈，后面曰项。任脉、手太阳小肠之脉、手阳明大肠之脉、足少阳胆之脉、足阳明胃之脉皆循行于颈部。此外，手少阳之筋、手阳明之筋亦循行于颈或上颈；足太阳膀胱之脉、手少阳三焦之脉、督脉及督脉之别、足阳明之别、足太阳之筋、足阳明之筋、足少阴之筋皆下项或上项而行。所以通过观察人的颈部与项部，也可以判断其身体的健康情况。

# (87) 颈项肌肉强直 外感风寒／外感风湿

颈项肌肉强直，是指颈部连及背部筋脉的肌肉强直，使颈部不能前俯后仰或左右运动。在古代的医学文献中，对这一症状的叙述较多。《素问·至真要大论》中说："诸痉项强，皆属于湿。"《伤寒论》中则有"项背强直""头项强痛"的记载。

## ● 自我检视

①外感风寒会使人感觉颈项部肌肉强直，转侧不利，头痛，身痛，恶寒，发热，无汗，苔薄白，脉浮紧。②外感风湿会使人感觉颈项部肌肉强直，转侧不利，恶寒，发热，头重如裹，肢体酸楚，关节疼痛而重着，苔白，脉浮。③邪热伤津会使人感觉颈项部肌肉强直，严重者角弓反张，手脚挛急，高热，烦躁；甚则神昏谵语，口噤啮齿，腹满便秘，小便短赤，舌红，苔黄燥，脉弦数。

## ● 找准病因是关键

①外感风寒而引起的颈项部肌肉强直，为风寒之邪侵入太阳经脉，使气血凝滞，经络壅塞，气血失于流畅，而致筋脉拘急。②外感风湿而引起的颈项部肌肉强直，为风湿之邪犯表，壅滞经络，阻遏气机，使气血运行受阻而致。③邪热伤津而引起的颈项部肌肉强直，多因感受火热之邪，或因外邪化热入里，邪热燔灼肝经，耗竭阴液，使筋脉失养而致。

## ● 好身体靠调养

对于因外感风寒而出现的颈项部肌肉强直，治疗时应祛风散寒，药方用葛根汤。对于因外感风湿而出现的颈项部肌肉强直，治疗时应祛风胜湿，药方用羌活胜湿汤。对于因邪热伤津而出现的颈项部肌肉强直，治疗时应攻下热结，急下存阴，药方用增液承气汤。

# 诊 断 治 疗

## 面部的临床表现

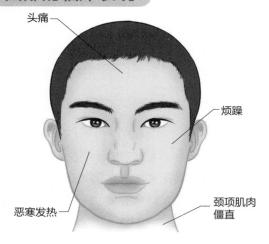

头痛

烦躁

恶寒发热

颈项肌肉僵直

## 诊断流程图

颈项转侧不利，头痛，身痛，恶寒，发热 —— 是 → 外感风寒

↓ 否

颈项转侧不利，恶寒发热，肢体酸楚 —— 是 → 外感风湿

↓ 否

颈项强直，手脚挛急，高热，烦躁 —— 是 → 邪热伤津

↓ 否

建议立即就医

## 按摩天柱穴，让颈项灵活转动

按摩此穴，可通络、止痛。颈项僵直时按摩此穴，有很好的疗效。按摩此穴，对头的后部痛、肩背疼痛、视力衰退等也有很好的调理作用。

取穴技巧 ▶

正坐，双手举起，抬肘，掌心朝前，向着头的后部，指尖朝上；将拇指指腹置于后枕骨正下方的凹陷处，即大筋外两侧的凹陷处，则拇指指腹所在的位置即是该穴。

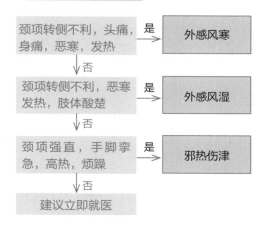

| 程 度 |
| --- |
| 轻 |
| 拇指压法 |

配伍治病

头痛项强：
**天柱配大椎穴**

| 时间/分钟 |
| --- |
| 1~3 |

## ● 活血化淤——苹果洛神花酿

【材料】苹果600克，冰糖250克，高粱酒600毫升，洛神花20克。

【做法】将苹果洗净，晾干后，去果核，再切成小片；以一层苹果、一层冰糖的方式放入广口玻璃瓶中；再放入高粱酒和洛神花，然后封紧瓶口，放置于阴凉处。静置着浸泡3个月后，即可开封，滤渣，装瓶饮用。

【功效】苹果能抗癌、防老；洛神花能促进气血循环，使肤色与唇色红润，有消暑降火的功效。

# 88 颈项粗大 痰气郁结 / 气血淤滞

颔下、颈前结喉两侧部位的粗肿被称为"颈项粗大"。对于此症，历代医家均将其归于"瘿"或"瘿气"一类的病症范围，因其发于结喉两侧，又称"侠瘿"（《灵枢·经脉篇》）。颈项粗大可分两种情况：一种是有地区性的颈粗，发生于同一地区，老幼皆然；另一种是没有地区性的颈粗，多发于青年人中，并以女性的颈项粗大为多。

## ● 自我检视

①痰气郁结会使人出现结喉两侧或一侧漫肿，边缘不甚清楚，肤色如常，按之软，不痛，或有轻度胀感；常伴有胸闷，胁痛或胀，易怒，舌苔白或腻，脉弦或滑。②气血淤滞会使人出现颈前粗肿较大，因病积日久而质地稍硬，发胀或按之轻微疼痛，皮色不变或赤络显露，呼吸不畅；或吞咽有阻碍感，胸闷，胁痛，易怒，舌质暗，脉沉涩。③心肝阴虚会使人出现颈部粗肿，或大或小，亦可不甚肿大，但心肝阴虚的症状明显；可见心悸，心烦不眠，自汗，短气，以及急躁易怒，头晕目眩，两眼外凸而感觉干涩等。严重者五心烦热，面部烘热，盗汗，腰膝酸软，手指震颤或抽搐。男性或梦遗滑精，女性或月经不调，舌红，少苔，脉弦数或细数无力。

## ● 找准病因是关键

①痰气郁结而出现的颈项粗大与气血淤滞而出现的颈项粗大，都是由于肝郁气滞所成。前者为痰结所成，后者为血淤所致。②一般情况下，颈项粗大虽为痰结或血淤所成，为有形之实邪，但是临床一旦发现颈部粗肿，则说明病已缠绵日久，正气已虚，表现为心肝阴血虚损。

## ● 好身体靠调养

对于痰气郁结而出现的颈项粗大，治疗时宜行气、涤痰而化郁结，药方用四海舒郁丸或海藻玉壶汤加减。对于气血淤结而出现的颈项粗大，治疗时宜行气、化淤，以消淤结，药方用活血散淤汤。对于心肝阴虚而出现的颈项粗大，治疗时应滋阴、补血，而佐以软坚散结之品；药方用四物汤，或用补肝汤加牡蛎、瓦楞子、海带、海藻等药。

# 诊 断 治 疗

## 面部的临床表现

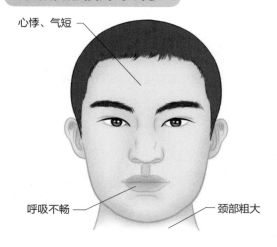

心悸、气短

呼吸不畅

颈部粗大

## 诊断流程图

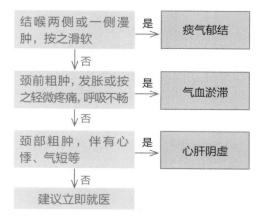

结喉两侧或一侧漫肿，按之滑软 —是→ 痰气郁结

↓否

颈前粗肿，发胀或按之轻微疼痛，呼吸不畅 —是→ 气血淤滞

↓否

颈部粗肿，伴有心悸、气短等 —是→ 心肝阴虚

↓否

建议立即就医

## 按摩扶突穴，让气血畅通无阻

按摩此穴，可以理气润肺、清热祛火。长期按摩此穴，对甲状腺肿大有很好的治疗和调理作用，对气喘、咽喉肿痛也有很好的疗效。

取穴技巧▶

将一只手的拇指弯曲，其余四指并拢，手心向胸，小指位于喉结旁，食指指尖所在的位置即是扶突穴。

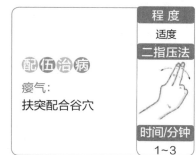

| 程 度 |
| --- |
| 适度 |

配伍治病

瘿气：
扶突配合谷穴

| 二指压法 |
| --- |

| 时间/分钟 |
| --- |
| 1~3 |

## ● 多食用含碘食物可预防地方性甲状腺肿大

含碘高的食物主要是海带、紫菜、海蜇、蛤蜊、虾皮、鱿鱼等海产品。

| 食品 | 每100克的含碘量（毫克） | 食品 | 每100克的含碘量（毫克） |
| --- | --- | --- | --- |
| 干海带 | 24 | 干海参 | 0.6 |
| 干紫菜 | 18 | 干贝 | 0.12 |
| 干海蜇 | 0.132 | 干龙虾 | 0.06 |

# 附录 ▶

# 本书所用穴位精选简介

本书正文中每一种病症下面都配上了相应的穴位按摩疗法，以便读者进行自我治疗。因此，我们在这里特意精选了一些书中提到的相关穴位进行更为深入的讲解，这对读者认识中医文化和其自身健康都具有重要意义。

## ● 少商穴　　预防流行性感冒

| 别名 | 无 |
|---|---|
| 命名 | "少"，阴中生阳的意思。中国古代的五音六律，分宫、商、角、徵、羽。在中医中，"商"属肺经之根，所以称"少商" |
| 部位 | 属于手太阴肺经上的穴位，在拇指的桡侧，距离指甲角约0.1寸（约合0.33厘米）处 |
| 主治疾病 | 流行性感冒、咳嗽、气喘、发热、腮腺炎、扁桃体炎、咽喉肿痛、小儿惊风、黄疸、昏厥、癫狂、脑出血 |
| 自我按摩 | 将拇指伸出，用一只手的食指和中指轻轻握住此拇指，另一只手的拇指弯曲；用指甲垂直掐按，有刺痛感。依次掐按左右两手，每次各3分钟 |

## ● 小海穴　　牙齿病痛不用愁

| 别名 | 无 |
|---|---|
| 命名 | "小"与大相对；"海"，指穴内气血覆盖的范围广阔如海。因为小肠与胃相连，胃为水谷之海，又以六经为川，肠胃为海。此处穴位是小肠经经气的汇合之处，比喻小肠之海，气血的范围极大，故名"小海" |
| 部位 | 属于手太阳小肠经的穴位，在人体的肘内侧，当尺骨鹰嘴与肱骨内上髁之间的凹陷处 |
| 主治疾病 | 牙龈肿、牙龈炎、肘臂痛、尺神经痛、颌肿、颈痛、头痛、听觉减退、下腹痛、四肢无力、癫痫、精神分裂症 |
| 自我按摩 | 以拇指指腹垂直下压揉按穴位，每次左右各揉按约3分钟 |

## ● 百会穴　　忧郁烦躁点百会

| 别名 | 顶中央穴、三阳五会穴、天满穴、天蒲穴、三阳穴、五会穴、巅上穴 |
|---|---|
| 命名 | "百"，数量词，多的意思；"会"，交会。"百会"指手足三阳经及督脉的阳气在此交会 |
| 部位 | 属督脉的穴位，位于人体的头部，在头顶正中线与两耳尖端连线的交点处 |
| 主治疾病 | 失眠、神经衰弱、眩晕、休克、中风失语、脑贫血、脱肛、子宫脱垂、头重脚轻、痔疮、低血压、宿醉、失眠、焦躁 |
| 自我按摩 | 正坐，举起双手，张开虎口，用大拇指的指尖碰触耳尖，手掌心向头，四指朝上；双手的中指在头顶正中相碰触；先将左手的中指按压在穴位上，再将右手的中指按在左手中指的指甲上；双手的中指交叠，同时向下用力揉按穴位，有酸胀、刺痛的感觉 |

## ● 青灵穴　　祛除疼痛无烦恼

| 别名 | 无 |
|---|---|
| 命名 | "青"，是指肝脏的颜色，此处穴内气血的运行为风的横行；"灵"为灵巧的意思。"青灵"的意思就是指此穴内的气血运行为风木的横向运行方式 |
| 部位 | 在人体手臂内侧，当极泉穴与少海穴的连线上，肘横纹上3寸（约合10厘米）处，肱二头肌的内侧沟中 |
| 主治疾病 | 头痛、恶寒、目黄、胁痛、肩臂疼痛、肩胛及前臂肌肉痉挛、心绞痛、神经性头痛、肋间神经痛 |

## ● 神门穴　　宁心提神疗效好

| 别名 | 无 |
|---|---|
| 命名 | "神"，神魂、魂魄、精神的意思；"门"指出入之处为门。此处穴位属于心经，心藏神，因此能够治疗神志方面的疾病 |
| 部位 | 属于手少阴心经的穴位。该处穴位在手腕关节的手掌一侧，尺侧腕屈肌腱的桡侧的凹陷处 |
| 主治疾病 | 心悸、心绞痛、多梦、健忘、失眠、痴呆、惊悸、怔忡、便秘、食欲不振、糖尿病、扁桃体炎、高血压、无脉症、神经衰弱、癔症、精神分裂症 |
| 自我按摩 | 弯曲拇指，以指尖垂直掐按穴位。每日早晚用左右手各掐按约5分钟，先左后右 |

## ● 三阴交穴　妇科疾病的"克星"

| 别名 | 承命穴、太阴穴、下三里穴 |
|------|------|
| 命名 | "三阴"，即足三阴经；"交"，交会的意思。"三阴交"的意思就是指足部的三条阴经中的气血物质在此穴交会 |
| 部位 | 属足太阴脾经的穴位，在人体小腿的内侧，足内踝上约三指宽，内踝尖正上方胫骨后缘的凹陷中 |
| 主治疾病 | 月经不调、痛经、带下、不孕、崩漏、闭经、子宫脱垂、产后血晕、遗精、遗尿、阳痿、腹胀、消化不良、肠绞痛、腹泻、失眠、神经衰弱 |
| 自我按摩 | 正坐，抬起一只脚，放置在另一条腿上；拇指弯曲，用指尖垂直按压胫骨后缘，会有强烈的酸痛感。每天早晚各按一次，每次左右各按3分钟 |

## ● 涌泉穴　　搓脚心好处多

| 别名 | 无 |
|------|------|
| 命名 | "涌"，溢出的意思；"泉"指泉水。"涌泉"是指体内肾经的经水从此处穴位溢出体表，所以称"涌泉" |
| 部位 | 属足少阴肾经的穴位。在足底足前部的凹陷处，第2、3趾的趾缝纹头端和足跟连线的前1/3处 |
| 主治疾病 | 精神分裂症、精力减退、倦怠感、妇科病、阳痿、失眠、多眠、高血压、眩晕、焦躁、糖尿病、过敏性鼻炎、更年期障碍、怕冷症、肾脏病 |
| 自我按摩 | 用身体一侧的手轻握住另一侧的脚，四指放在脚背上；用大拇指的指腹从下往上推按穴位，有痛感。左右脚心每日早晚各推按约3分钟 |

## ● 养老穴　　晚年体健靠"养老"

| 别名 | 无 |
|------|------|
| 命名 | "养"，生养、养护的意思；"老"与少、小相对，长者为尊。"养老"的意思是说按摩此处穴位对老年人非常容易患的各种疾病很有益 |
| 部位 | 属于手太阳小肠经的穴位。屈肘，手掌心向胸，尺骨茎突桡侧缘上方凹陷中即是 |
| 主治疾病 | 心肌梗死、脑血栓、呃逆、落枕、腰痛、急性腰扭伤、老花眼 |
| 自我按摩 | 举臂屈肘，一只手的手掌心朝向颜面；用另一只手的食指指尖按揉尺骨茎状突起部的凹陷沟，用食指的指尖垂直向下按揉穴位，有酸胀感。每次对左右两穴各按揉1~3分钟 |

## ● 承泣穴　　明眸亮眼特效穴

| 别名 | 鼷穴、面髎穴、溪穴 |
|---|---|
| 命名 | "承"的意思是受；"泣"指泪、水液。"承泣"的意思是胃经体内经脉的气血物质都是从这里出来的 |
| 部位 | 位于面部，瞳孔直下，当眼球与眶下缘之间 |
| 主治疾病 | 近视、远视、夜盲、眼球颤动、眼睑痉挛、角膜炎、视神经萎缩、眼睛疲劳、迎风流泪、老花眼、白内障、结膜炎、散光、青光眼、色盲 |
| 自我按摩 | 正坐、仰靠或者仰卧，眼睛直视前方，食指和中指伸直并拢，中指贴在鼻侧；用食指的指尖按压下眼眶的边缘处，有酸痛感 |

## ● 天井穴　　祛火热，治麦粒肿

| 别名 | 无 |
|---|---|
| 命名 | "天"，天部的意思；"井"，孔隙通道的意思。"天井"的意思是指三焦经吸热上行的水浊之气在这个穴位处聚集 |
| 部位 | 属手少阳三焦经的穴位，位于人体的手臂外侧；屈肘时，当肘尖直上1寸（约合3.33厘米）的凹陷处 |
| 主治疾病 | 麦粒肿、淋巴结核、偏头痛、颈项痛、肩痛、背痛、扁桃体炎、荨麻疹、瘿气 |
| 自我按摩 | 用一只手轻握另一只手的肘下，弯曲中指(或食指)，以指尖垂直向上按压肘尖下的穴位，有酸、胀、麻的感觉。每天早晚各按压一次，每次左右各按压约3分钟 |

## ● 天柱穴　　颈项僵硬按天柱

| 别名 | 无 |
|---|---|
| 命名 | "天"有两个意思，一是指穴位内的物质为天部阳气；二是指穴位内的气血作用于人的头颈；"柱"，支柱的意思，比喻穴位内的气血饱满、坚实。"天柱"的意思是指膀胱经的气血在此穴位呈坚实、饱满之状 |
| 部位 | 属足太阳膀胱经的穴位，位于后枕骨正下方的凹陷处，就是颈项处有一块突起的肌肉（斜方肌），此肌肉外侧的凹陷处，后发际正中直上0.5寸（约合1.67厘米），旁开1.3寸（约合4.33厘米） |
| 主治疾病 | 颈项僵硬、肩背疼痛、脑出血、鼻塞、视力衰弱、视神经萎缩、眼底出血 |
| 自我按摩 | 正坐，双手举起，抬肘，掌心朝前，向着头的后部；指尖朝上，用拇指的指腹从下而上按进后枕骨下、大筋外两侧的凹陷处，有酸痛、胀、麻的感觉；由下往上轻轻地用力按揉两侧的穴位，每次按揉1~3分钟 |

● 下廉穴　　肠胃健康一身轻

| 别名 | 无 |
|---|---|
| 命名 | 从温溜穴传来的水湿之气在此处的位置犹如"天之上部"，"天之下部"的气血物质相对廉洁清净，所以取名叫"下廉穴" |
| 部位 | 在前臂背面的桡侧，当阳溪穴与曲池穴的连线上，肘横纹下4寸（约合13.33厘米）处 |
| 主治疾病 | 腹痛、腹胀、肠鸣音亢进、头痛、眩晕、目痛、牙痛、肘关节炎、肘臂痛 |
| 自我按摩 | 食指与中指并拢，以指腹垂直按压穴位，每次对左右臂各按压3分钟 |

● 水沟穴　　紧急救命最及时

| 别名 | 人中穴、鬼客厅穴、鬼宫穴、鬼市穴、鬼排穴 |
|---|---|
| 命名 | "水"，指穴内物质为"地部经水"；"沟"指水液的渠道。"水沟"的意思是指督脉的冷降水液在此循"地部沟渠"下行 |
| 部位 | 属督脉的穴位，位于人体人中沟的中上部，即人中沟的上1/3与中1/3的交点处，用指按压时有强烈的压痛感 |
| 主治疾病 | 休克、昏迷、中暑、颜面水肿、失神、急性腰扭伤、口臭、癫狂、小儿惊风、牙关紧闭、口眼歪斜、"癔症"、精神分裂症 |
| 自我按摩 | 正坐或仰卧，伸出左手或者右手放在面前，五指朝上，手掌心向内，食指弯曲，放在人中沟的中上部，此部位就是该穴位。食指弯曲，用指尖按揉穴位，有刺痛感；两只手先左后右进行按揉，每次各按揉1～3分钟 |

● 脑户穴　　减轻头痛见效快

| 别名 | 匝风穴、会额穴、合颅穴、仰风穴、会颅穴、迎风穴 |
|---|---|
| 命名 | "脑"，大脑的意思；"户"为出入的门户。"脑户"指督脉气血在此变为"天之下部"的水湿云气 |
| 部位 | 这个穴位在人体头部，风府穴上1.5寸（约合5厘米），枕外隆突的上缘凹陷处 |
| 主治疾病 | 头重、头痛、目黄、面痛、音哑、项强、癫狂、痫症、舌本出血、甲状腺肿瘤 |
| 自我按摩 | 正坐，两手伸过颈项，放在后脑处；手掌心向头，扶住后脑勺，四指的指尖向头顶，拇指的指腹所在的部位就是这个穴位。拇指的指尖相互叠加向下，用指腹或指尖按揉穴位，有酸痛、胀麻的感觉；两手轮流按揉穴位，先左后右，每次各按揉3～5分钟 |

## ● 廉泉穴　　舌部病痛一扫空

| 别名 | 本池穴、舌本穴、结本穴 |
|---|---|
| 命名 | "廉"，廉洁、收廉的意思；"泉"，水的意思；"廉泉"的意思是指任脉气血在此冷缩而降 |
| 部位 | 这个穴位在人体的颈部，当前正中线上，喉结上方，舌骨上缘的凹陷处 |
| 主治疾病 | 舌下肿痛、舌根急缩、舌纵涎出、舌强、中风失语、舌干口燥、口舌生疮、暴喑、喉痹、聋哑、咳嗽、哮喘、消渴、口腔炎 |
| 自我按摩 | 正坐或者仰卧，伸出左手，手掌心向右，四指指尖向上，拇指弯曲，用指尖按揉下颌下的穴位，这个部位就是该穴。拇指弯曲，用指尖从上往下按揉下颌的下穴位，有酸、麻、胀的感觉；交替用左右手的拇指按揉穴位，先左后右，每次各按揉1~3分钟 |

## ● 曲池穴　　感冒发热不用愁

| 别名 | 鬼臣穴、洪池穴、阳泽穴 |
|---|---|
| 命名 | "曲"，隐秘、不太察觉的意思；"池"，指水的围合之处、汇合之所。"曲池"指此处穴位的气血物质为地部之上的湿浊之气 |
| 部位 | 属手阳明大肠经脉的穴位，屈肘成直角，在肘横纹外端尽头筋骨间的凹陷处 |
| 主治疾病 | 流行性感冒、肠炎、腹绞痛、皮肤瘙痒、结膜炎、眼睑炎、荨麻疹、湿疹、齿槽出血、甲状腺肿大、上肢瘫痪、扁桃体炎 |
| 自我按摩 | 用一只手轻握另一只手的肘下，弯曲拇指，以指腹垂直掐按穴位。每次掐按时，先左手后右手，每天早晚各一次，每次各掐按约3分钟 |

## ● 商阳穴　　胸中气闷找商阳

| 别名 | 无 |
|---|---|
| 命名 | 商阳穴位于手阳明大肠经脉的开始之处，承受手太阴肺经的经脉之气，并且由阴侧转入阳侧。在五行之中，金的音属商，所以被称为"商阳" |
| 部位 | 属于手阳明大肠经脉上的穴位，在食指的桡侧，距离指甲角大约0.1寸（约合0.33厘米）处 |
| 主治疾病 | 胸中气闷、哮喘、咳嗽、中暑、咽喉肿痛、耳鸣、耳聋、咽炎、急性扁桃体炎、腮腺炎、口腔炎、急性胃肠炎 |
| 自我按摩 | 右手的拇指弯曲，用指尖沿垂直方向掐按靠着拇指旁侧的穴位，会有一种特殊的刺痛感。分别掐按左右两手，每天分别掐按约3分钟 |

**图书在版编目（CIP）数据**

图解面诊消百病一学就会 / 于雅婷 , 高海波主编
. -- 南京 : 江苏凤凰科学技术出版社 , 2019.6 (2019.7　重印 )
ISBN 978-7-5713-0333-4

Ⅰ . ①图… Ⅱ . ①于… ②高… Ⅲ . ①望诊（中医）—
图解 Ⅳ . ① R241.2-64

中国版本图书馆 CIP 数据核字 (2019) 第 095730 号

**图解面诊消百病一学就会**

| | | |
|---|---|---|
| 主　　　编 | 于雅婷 | 高海波 |
| 责 任 编 辑 | 樊　明 | 祝　萍 |
| 责 任 监 制 | 方　晨 | |

| | |
|---|---|
| 出 版 发 行 | 江苏凤凰科学技术出版社 |
| 出版社地址 | 南京市湖南路 1 号 A 楼，邮编：210009 |
| 出版社网址 | http://www.pspress.cn |
| 印　　　刷 | 天津旭丰源印刷有限公司 |

| | |
|---|---|
| 开　　　本 | 718mm × 1000mm　1/12 |
| 印　　　张 | 20 |
| 插　　　页 | 1 |
| 版　　　次 | 2019 年 6 月第 1 版 |
| 印　　　次 | 2019 年 7 月第 2 次印刷 |

| | |
|---|---|
| 标 准 书 号 | ISBN 978-7-5713-0333-4 |
| 定　　　价 | 49.80 元 |

图书如有印装质量问题，可随时向我社出版科调换。